SELECT PARTIAL DENTURE

セレクト部分床義歯
縮刷版

学建書院

本書の内容の一部あるいは全部を無断で複写・複製することは（複写機等いかなる方法によっても）、法律で認められた場合を除き、著作権および出版権侵害となりますので御注意下さい。

はじめに

　歯科医師国家試験は、第59回（1976年春）から現在の多肢選択式に出題形式が変わり、今日までにおおよそ7,000問が出題されている。主なる選択肢はおおかた出尽くした感がある。

　国試合格への近道は、6年間の長い在学期間中のあくなき勉学にあることは申すまでもないが、国試を意識するようになったなら、前進の学問ばかりでなく、これまでの知識の蓄積をいかに維持し、整理しておくかが勝利への鍵となる。実際に出題された国試問題の全問に対し、そのひとつひとつの知識を確認し、整理していくことが王道であるが、その実行は決して容易ではない。当研究会では次善の策として、各科各項目から最も重要かつ関連問題に応用力のある問題をとりあげ、それを確実にマスターして合格を確実とする企画を模索しつつ、既に3点を発行してきたが、その後に寄せられた読者の方々からの声を反映し、より使いやすく、より役に立つ国試対策本を目指し編集方針の改善をはかった。

　すなわち本書は、これまでの国試の出題傾向から、出題頻度の高い項目をガイドラインに沿って選び、見開き2ページを1単位として、その項目に関する要点を図、表を駆使してまとめ、最後に関連する既出問題を解くことにより、その理解度をチェックするという構成とし、著者には歯科大学でも特に国試指導のベテランといわれる教官に、いくつもの注文を付し、受験生の心を心としての執筆を依頼したものである。

　さらに、集稿後は、
① ガイドラインは網羅されているか。
② 重要項目の抜けはないか。
③ もっと分かりやすいまとめかたは考えられないか。
④ これらの要点でどのくらいの関連する国試問題が解けるか。

などの検討を繰り返し、著者には何度も手直しを求めて、本書の発行と相成った次第である。特に図や表を豊富に用いたことは、要点の理解をより助けるとともに、国試の場に望んだ折に、これらの図や表によってその要点が想起され、正解を得る端緒になればとの願望も込められている。

1996年7月

歯科医師国家試験対策研究会

Select 部分床義歯　目次

部分床義歯の特徴
1. 部分床義歯の臨床的意義 ………………………… 6

義歯の分類
2. 部位、位置関係、咬合圧支持による分類 ……… 8
3. 目的別分類 ………………………………………… 10
4. Kennedyの分類 …………………………………… 12

支台装置
5. クラスプ …………………………………………… 14
6. エーカース鉤 ……………………………………… 16
7. バックアクション鉤、リバースバックアクション鉤、リング鉤 … 18
8. バークラスプ ……………………………………… 20
9. レスト ……………………………………………… 22
10. レストシート ……………………………………… 24
11. アタッチメント …………………………………… 26

連結装置
12. 連結装置の種類、特徴 …………………………… 28
13. 上顎の連結装置 …………………………………… 30
14. 下顎の連結装置 …………………………………… 32

診査と分析方法
15. 診査の目的、方法 ………………………………… 34

前処置
16. 補綴的前処置 ……………………………………… 36

設　計
17. 設計の基本的原則 ………………………………… 38

印　象
- [18] 印象の種類、方法 …………………………… 40
- [19] オルタードキャスト、咬合圧印象 ………… 42

咬合採得
- [20] 咬合採得の種類 ……………………………… 44
- [21] 垂直的・水平的顎位 ………………………… 46

製　作
- [22] サベヤー …………………………………… 48
- [23] サベイング ………………………………… 50
- [24] 金属床義歯 ………………………………… 52
- [25] 金属床義歯の構造 ………………………… 54
- [26] 模型の処置 ………………………………… 56
- [27] 人工歯の選択、排列 ……………………… 58
- [28] 義歯床の床縁形態 ………………………… 60
- [29] 埋　没 ……………………………………… 62

義歯の口腔内装着
- [30] 咬合診査、咬合調整 ……………………… 64

術後管理
- [31] ホームケア ………………………………… 66
- [32] 経過観察、義歯による不快事項 ………… 68
- [33] 定期診査 …………………………………… 70
- [34] 義歯の変形、破損 ………………………… 72
- [35] リライニング ……………………………… 74

付　録 …………………………………………………… 76

●形式改編●
関連問題として掲載している既出問題のうち数問を、平成9年改定の際、国試出題基準に導入された新出題形式（多肢複択形式）に改め、回数の下に"形式改編"と表示した。

部分床義歯の特徴

1 部分床義歯の臨床的意義

部分床義歯とは、歯列の一部の歯およびその関連組織の欠損を修復するための補綴装置で、患者自身が自由に着脱できるものをいう。

1．顎口腔系の形態と機能の回復

1）形態の回復：歯牙、顎堤などの失われた部分を補って形態や外観を回復する。
2）機能の回復：咀嚼、発音などの機能障害を改善する。

2．残存組織の健康維持

1）残存歯の移動防止：残存歯の傾斜、捻転、挺出などの防止および負担を軽減する。
2）顎堤の保護：咀嚼による外傷を防ぐ。
3）下顎位の保持：顎位の低下、偏位による筋および顎関節の機能障害を防止する。
4）廃用萎縮の防止：義歯により、歯周組織などの廃用萎縮や退化を防止する。

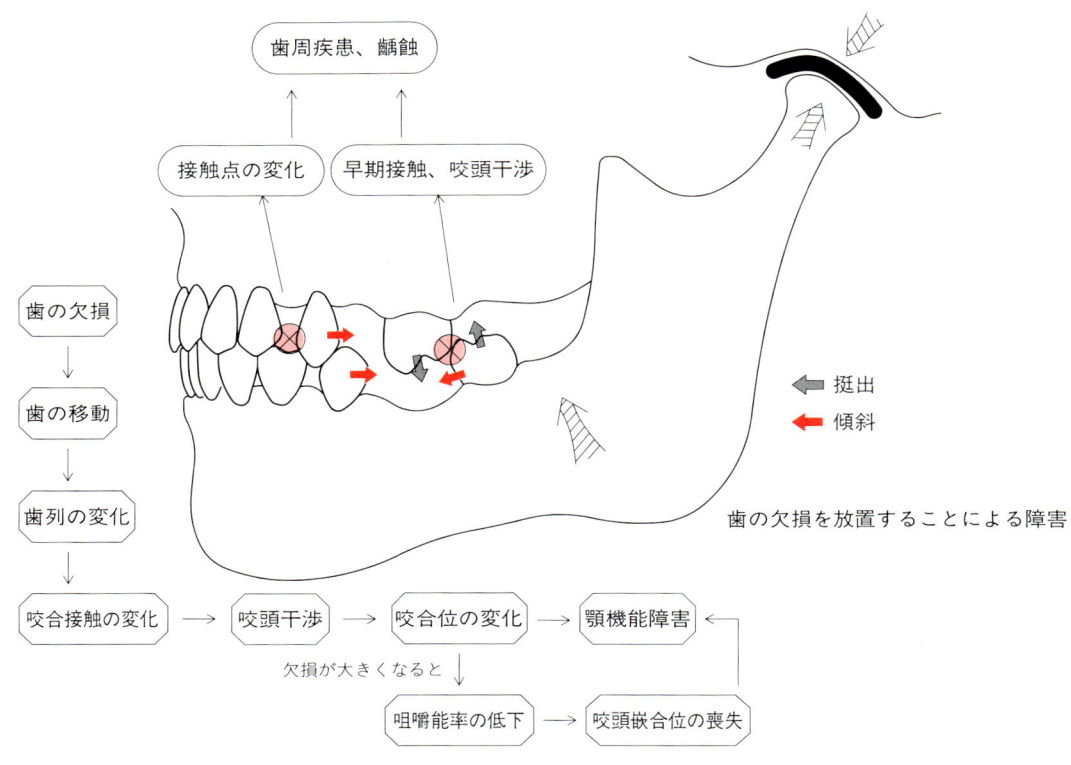

歯の欠損を放置することによる障害

廃用萎縮 ─────────────●
　対合歯との接触関係を失った歯の廃用萎縮は歯周組織に限局性に起こる。しだいに歯根膜線維が細く、不明瞭になる。さらに歯槽硬線がほとんど認められなくなり、骨梁は細くなり減少し、終わりにはほとんど消失してしまう。

3．精神面の回復

1）審美性の回復：とくに前歯部欠損による影響を回復する。
2）心理面の改善：劣等感などの精神的障害を改善する。

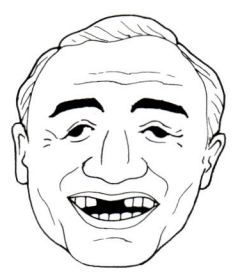

前歯部欠損により顔貌の陥凹など審美障害が起きる。さらに、上顎前歯の欠損は、サ行、タ行、ラ行、ハ行の音に発音障害が現れる。とくにサ行に対する影響は大きい。

4．義歯装着者と天然歯列者の比較

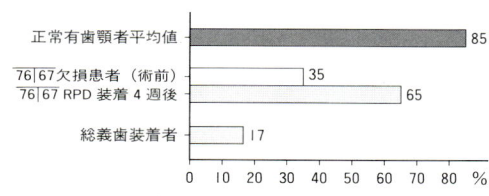

部分床義歯装着前後のピーナッツ咀嚼値の比較
（三谷ら，1987）

正常有歯顎者のピーナッツ平均咀嚼値は85％であるが、76|67欠損では35％となる。しかし、遊離端義歯の装着により65％まで回復する。

5．可撤性補綴装置と固定性補綴装置との比較

	可撤性補綴装置 パーシャルデンチャー （RPD）	固定性補綴装置 ブリッジ （FPD）
咬合圧の負担様式	歯牙粘膜負担	歯牙負担
残存歯の削除量	少ない	多い
清掃性	○	×
適応範囲	○	×
咀嚼機能	△	○
異物感、審美性	×	○
変化への対応、修理	○	×
精神面	×	○

関連問題

Q1 部分床義歯を装着する目的について誤っているのはどれか。 （60, 78, 80回 形式改編）

a 残存歯の移動を防止する。
b 食塊形成を容易にする。
c 残存歯の負担を軽減する。
d 残存諸器官の廃用萎縮を防止する。
e 残存歯部の歯肉炎を防止する。

a	○	欠損部を放置すると欠損部隣接歯は傾斜、捻転し、対合歯は挺出する
b	○	欠損部に食物が嵌入すると、咀嚼能率は落ちる
c	○	欠損による代償作用のため残存歯の負担は増大する
d	○	機能を失った器官は萎縮、退化する傾向がある
e	×	義歯は歯肉炎の防止にはならない

＊解答　e

2 義歯の分類(1)
部位、位置関係、咬合圧支持による分類

　部分床義歯は1歯欠損から1歯残存までの広範囲を対象とし、その設計は多岐にわたる。そのため欠損部位や位置、咬合圧支持などにより分類し、類型化することは診療計画を立てていくうえで重要な意味をもつ。

1. 部位別分類

1) **前歯義歯**：欠損が前歯部に限られる義歯
2) **臼歯義歯**：欠損が臼歯部に限られる義歯
3) **前歯臼歯義歯**：欠損が前歯と臼歯にわたる症例に適用する義歯

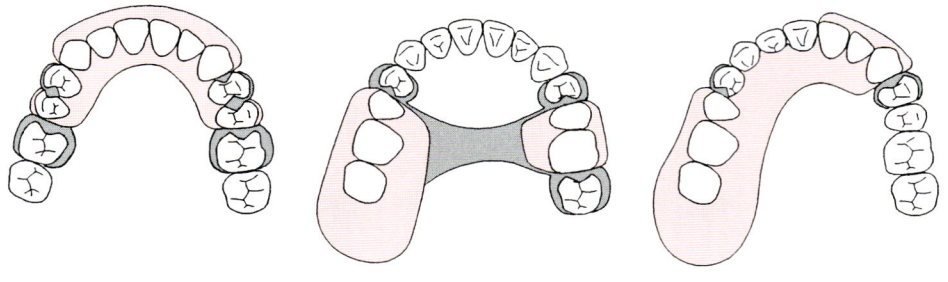

前歯義歯　　　　　臼歯義歯　　　　　前歯臼歯義歯

2. 残存歯と欠損部の位置関係による分類

1) **中間義歯**：欠損が歯列の中間にある症例に適用する義歯
2) **遊離端義歯**：欠損が残存歯の後方にあり、欠損の後方には残存歯が存在しない症例に適用する義歯
3) **複合義歯**：遊離端欠損と中間欠損のある症例に適用する義歯

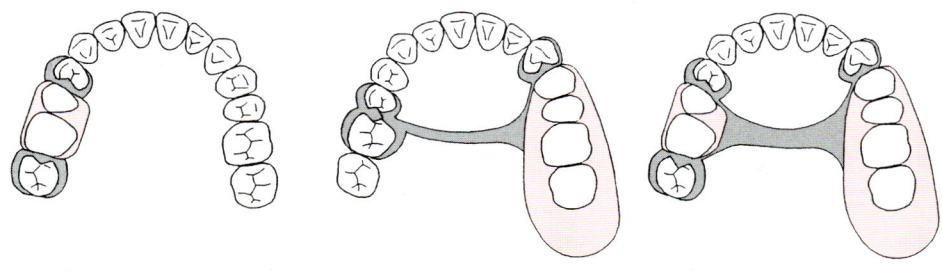

中間義歯　　　　　遊離端義歯　　　　　複合義歯

3．咬合圧支持による分類

　部分床義歯製作の困難さは、咬合圧の支持組織である粘膜と歯根膜の被圧変位性が異なることによる。すなわち、歯根膜の変位量である 0.02～0.03 mm に比較して、粘膜上の義歯床の平均的な沈下量は約 0.2 mm であり、その差は約 7～10 倍と圧倒的に大きい。

　残存歯数や欠損型、対合関係などにより、両者に与える適切な機能圧配分は異なるが、『咬合圧支持による分類』では、義歯に加わる機能圧が顎骨に伝達される経路により次のように分類される。

1）**歯牙支持義歯**：咬合圧を主として歯牙で支持する義歯（少数歯欠損症例）
2）**粘膜支持義歯**：咬合圧を主として粘膜で支持する義歯（少数歯残存症例、全部床義歯）
3）**歯牙・粘膜支持義歯**：咬合圧を主として歯牙と粘膜の両方で支持する義歯（遊離端義歯）

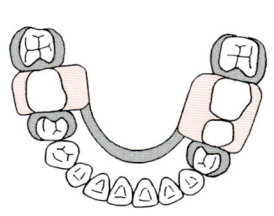
歯牙支持義歯

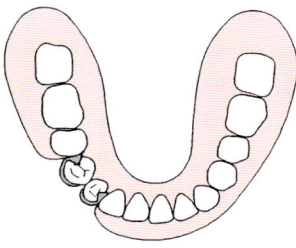
粘膜支持義歯

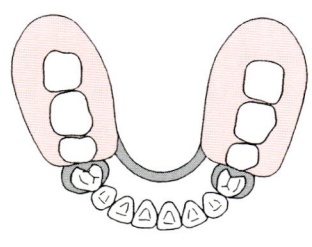
歯牙・粘膜支持義歯

関連問題

Q1 次のうち正しいのはどれか。　（73回）

(1) 機能圧の負担様式からの義歯の分類はよく利用されるが、これは荷重が顎骨に伝達される経過に基づいたものである。
(2) Kennedy の分類は残存歯の分布状態から基本形態を四つに分けている。
(3) Kennedy の分類では歯の欠損部が2か所以上ある場合、連続した歯数の最も多い欠損部を分類の基本形態とする。
(4) 部分床義歯では維持装置の数および配置が重要であるが、非常に複雑になるのでこれを応用した分類は困難である。
(5) 分類の利用により、部分床義歯症例の診断や治療計画が類型化されて容易となる。

a (1), (2), (3)　　b (1), (2), (5)　　c (1), (4), (5)
d (2), (3), (4)　　e (3), (4), (5)

(1) ○	機能圧の負担様式からの義歯の分類は粘膜支持、歯牙支持、歯牙・粘膜支持の3通りに分類される
(2) ×	Kennedy の分類は欠損部の分布状態から、その基本形態をⅠ～Ⅳ級に分類している
(3) ×	Kennedy の分類では、より後方に存在する欠損を優先して分類する
(4) ○	維持装置の数や分布による分類は、組み合わせがきわめて多数であるため困難である
(5) ○	欠損と咬合関係を分類することにより、部分床義歯の診断設計が適切かつ系統立って行えるようになる

＊解答　c

3 義歯の分類（2）
目的別分類

　部分床義歯は、残存諸組織を保全し、失われた機能（咀嚼、発音）および外観を回復、改善することが目的であり、その目的に応じて分類される。

1．義歯の目的別分類

1) （本）義歯
　得られた咬合関係を確保、維持し、部分床義歯の目的を達成するため、各種の前処置や診断の終了後、最終的に装着される義歯。

2) 暫間義歯
　種々の目的から本義歯装着前に一時的に使用する義歯。

3) 即時義歯
　抜歯前の印象で作業模型を製作し、咬合採得、咬合器装着後に抜歯予定歯を模型上で削除して抜歯後の状態を予想し、あらかじめ製作された抜歯直後に装着する義歯。

4) 治療義歯
　暫間義歯の一種で口腔諸組織の治療（咬合治療、粘膜調整など）を目的として装着する義歯。

5) 移行義歯
　近い将来に残存歯を抜歯して、多数歯欠損の部分床義歯や全部床義歯へ改造することを見込んで製作した義歯。

2．その他の分類

1) オーバーデンチャー（図1）
　残存歯の歯冠部分を義歯に取り込んで歯根部分をいかして支台装置とし、義歯の維持や支持を求める義歯。

(1) 利　点
① 歯槽骨顎堤が保存できる。
② 歯根膜受容器が保存できる。
③ 歯冠、歯根比の改善（図2）。
④ 咬合平面の再構成。
⑤ 審美性がよい。
⑥ 全部床義歯への移行義歯となる。

(2) 欠　点
① 義歯が破折しやすい。
② 支台歯周囲が汚れやすい。
③ 異物感がある。

2) 顎義歯・顔面補綴
　顎義歯・顔面補綴とは腫瘍、外傷、炎症、先天奇形などの原因で、顔面または顎骨に欠損が生じた場合に補うための装置である。

コーピング支台、コーピング
　歯冠歯根比の改善、咬合平面の改善を目的に使用されるオーバーデンチャーの支台装置。主として義歯の支持安定を求めるが、付与するテーパーや高さによっては維持力も期待できる。

歯冠歯根比
　歯根が歯槽骨に支持されている長さと、歯槽骨外にある長さの比を歯冠歯根比と呼び、正常歯における比率はほぼ1：2である。歯槽骨の吸収が進行し、歯冠歯根比が1：1より低い歯を支台歯として使用するためにはコーピングなどの支台装置を適応し、歯冠歯根比を改善するなどの必要性がある。

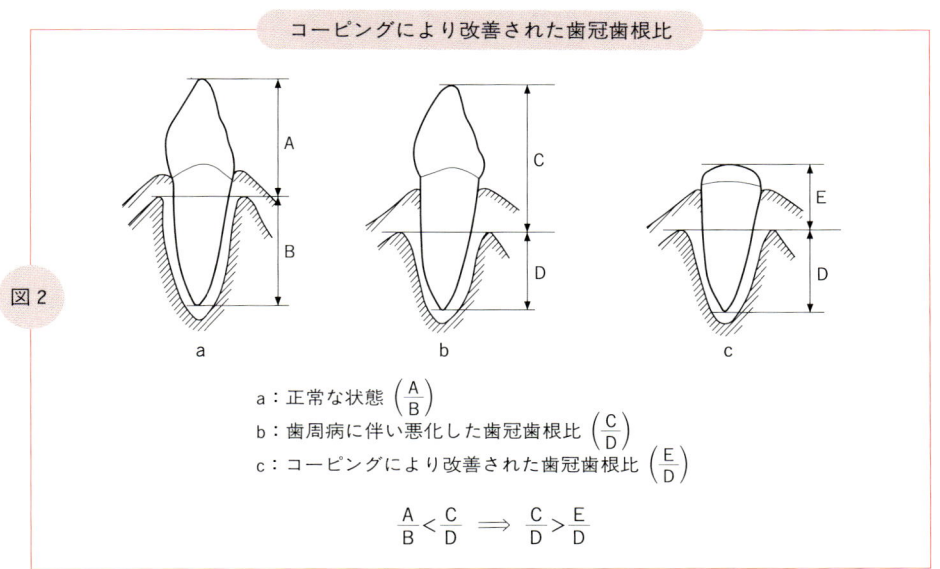

図1 コーピング支台によるオーバーデンチャー

図2 コーピングにより改善された歯冠歯根比

a：正常な状態 $\left(\dfrac{A}{B}\right)$
b：歯周病に伴い悪化した歯冠歯根比 $\left(\dfrac{C}{D}\right)$
c：コーピングにより改善された歯冠歯根比 $\left(\dfrac{E}{D}\right)$

$$\dfrac{A}{B} < \dfrac{C}{D} \implies \dfrac{C}{D} > \dfrac{E}{D}$$

関連問題

Q1 即時義歯について正しいのはどれか。 （85回）

a 旧義歯を模倣して短時間でつくる。
b 抜歯窩の治癒後すみやかに装着する。
c 破損した箇所をその場で修理する。
d 支台歯の治療を開始する前につくる。
e 抜歯前に印象した模型でつくる。

a	×	旧義歯のない場合にも製作可能であり、とくに短時間で製作しなければならない理由はない
b	×	抜歯直後に装着し、即日的に機能回復を図る
c	×	破損の修理との関連性はない
d	×	製作は支台歯の治療の前後どちらでもかまわない
e	○	抜歯前の印象で製作を行う

＊解答　e

Q2 部分床義歯症例で治療義歯を用いる目的として誤っているのはどれか。 （86回）

a 歯の移動（M.T.M.）
b 義歯床下粘膜の調整
c 中心咬合位の修正
d 対合歯の挺出防止
e 顎関節症の治療

a	○	
b	○	
c	○	
d	×	対合歯の挺出防止は治療でなく予防である
e	○	

＊解答　d

義歯の分類（3）
4 Kennedyの分類

　Kennedyの分類は残存歯と欠損部の位置関係による代表的な分類である。本分類では最後方の欠損が分類を決定するので、Ⅳ級には類型が存在しない。

Kennedyの分類　（▭は欠損を示す）

Ⅰ級

欠損が残存歯の後方に両側性に存在するもの（両側性遊離端欠損）で類型を有する。
- 1類：1つの中間欠損空隙を有するもの
- 2類：2つの中間欠損空隙を有するもの
- 3類：3つの中間欠損空隙を有するもの
- 4類：4つの中間欠損空隙を有するもの

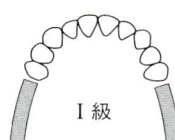 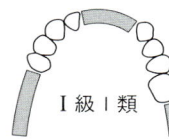 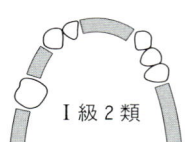
Ⅰ級　　　　Ⅰ級1類　　　　Ⅰ級2類

Ⅱ級

欠損が残存歯の後方に片側性に存在するもの（片側性遊離端欠損）。Ⅰ級と同様の類型を有する。

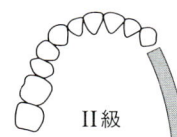 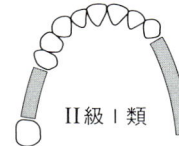 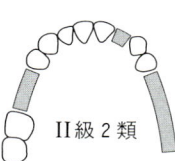
Ⅱ級　　　　Ⅱ級1類　　　　Ⅱ級2類

Ⅲ級

片側性の欠損で前後に残存歯のあるもの（片側性中間欠損）。Ⅰ級と同様の類型を有する。

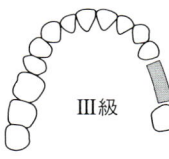 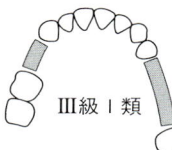 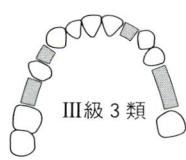
Ⅲ級　　　　Ⅲ級1類　　　　Ⅲ級3類

Ⅳ級　欠損が正中を挟んで両側にまたがり、その遠心に残存歯のあるもの（正中を含む前歯部欠損）。類型は存在しない。

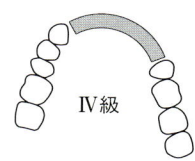

Ⅳ級

▶▶▶ 誤りやすい症例 ◀◀◀

・智歯は欠損していても補綴しないときは分類に含めない。しかし、第二大臼歯が欠損しており、智歯を支台歯とする場合にはⅢ級と分類する。

・Ⅳ級には類型が決して存在しない。なぜならⅣ級は正中を挟む最も前方に位置する欠損であり、分類の決定にはより後方にある欠損が優先されるため、前歯部の欠損は類型として処理されるからである。

・類は欠損部の数を示すだけである。

・分類の決定は前処置の終了後に行う。

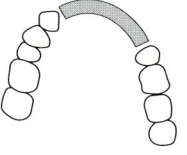
Ⅳ級

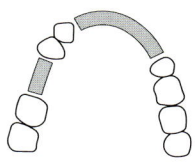
Ⅲ級1類

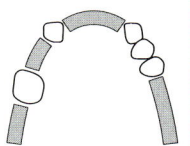
Ⅰ級2類

(76ページ付録1参照)

関連問題

Q1 ブリッジよりも部分床義歯が適切な症例はどれか。ただし、残存歯はすべて健全である。　88回

(1) Kennedy Ⅰ級で左右とも3歯が連続して欠損
(2) Kennedy Ⅱ級で2歯が連続して欠損
(3) Kennedy Ⅲ級で第二小臼歯と第一大臼歯が連続して欠損
(4) Kennedy Ⅳ級で犬歯を除く3歯が連続して欠損
(5) Kennedy Ⅳ級で犬歯を含む4歯が連続して欠損

　a (1), (2), (3)　　b (1), (2), (5)　　c (1), (4), (5)
　d (2), (3), (4)　　e (3), (4), (5)

(1)	○	両側性遊離端欠損
(2)	○	片側性遊離端欠損
(3)	×	少数歯の中間欠損
(4)	×	少数歯の中間欠損で支持能力の高い犬歯が残存している
(5)	○	中間欠損であるが、欠損歯数が多く犬歯も欠損している

＊解答　b

5 支台装置（1） クラスプ

支台装置は機能時の義歯の動揺を防ぎ、義歯を定位置に保持し、安定を図る装置である。支持（抗沈下機能）、維持（抗浮上機能）、把持（抗回転機能）の3要素を兼ね備えたものが好ましい。

1．クラスプの必要条件

① 支　持（support）
② 把握、把持（bracing）
③ 維　持（retention）
④ 拮　抗（reciprocation）
⑤ 囲　繞（encirclement）
⑥ 受動性（passivity）
⑦ 変形、破損しない強度を有すること
⑧ 異物感が少ないこと
⑨ 外観（審美性）を損なわないこと
⑩ 材質が口腔内で化学的に安定していること

2．クラスプの利点、欠点

1）利　点
① 支台歯をほとんど切削せずに用いることができる。
② ほとんどの歯に応用できる。
③ 製作が容易である。
④ 適正な維持力が発揮できる。
⑤ 修理、調整が比較的容易である。

2）欠　点
① 外観に触れやすい。
② 異物感を生じやすい。
③ 支台歯に側方圧が生じやすい。

3．クラスプの分類

1）形態による分類

(1) サーカムファレンシャルクラスプ

咬合面方向から維持領域に入り、支台歯を180度以上にわたって取り囲み、対応する隅角部を含むクラスプ。

支台歯を強固に把握する反面、側方圧が加わりやすい。支台歯の全周が過豊隆になり、不潔域になりやすい。

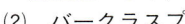

(2) バークラスプ

歯頸部方向から維持領域に入るクラスプで、ローチの考案したバークラスプが代表的なものである。

支台歯との接触面積が少なく、齲蝕や歯周疾患に対して有利である。バーの弾性により側方圧は加わらないが、把握力が弱い。

2）製作法による分類（16ページ〝エーカース鉤〟参照）
(1) キャストクラスプ
(2) ワイヤークラスプ

3）コンビネーションクラスプ
(1) 形態のコンビ

支台歯の頰側、舌側を形態の異なる鉤腕で組み合わせたクラスプをさす。

(2) 製作法のコンビ

頰側をワイヤークラスプ、舌側をキャストクラスプと製作法の異なる鉤腕で組み合わせたクラスプをさす。

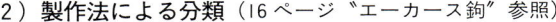

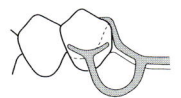
頰側にバークラスプ

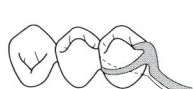
舌側にサーカムファレンシャルクラスプ

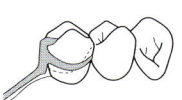
舌側にキャストクラスプ

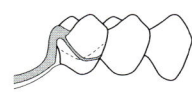
頰側にワイヤークラスプ

4．クラスプの種類

(1) エーカース鈎	(8) 延長腕鈎
(2) リング鈎	レスト付エーカース鈎の鈎腕が延長され2歯にわたっているクラスプ。鈎腕の長さが2倍となるため強度を増す必要がある。
(3) バックアクション鈎	
(4) リバースバックアクション鈎	
(5) 双子鈎（ダブルエーカース鈎）	アンダーカット量　0.5 mm
2つのエーカース鈎を体部で連結した形態のクラスプで、強固な支持、安定が得られる。歯冠部に間隙が必要である。	適応　動揺歯、骨植不良な鈎歯
アンダーカット量　0.25〜0.5 mm	(9) 連続鈎
適応　遊離端義歯の直接支台装置、一側性遊離端義歯の間接支台装置	数歯にわたり前歯の基底結節上を波上に連続して走るクラスプで、上下顎に用いられるが、下顎に応用したものはケネディーバーと呼ばれる。また、前歯、臼歯を問わず3歯以上にわたり連続してつくられたものをさす。
(6) ヘアピン鈎	
頰側あるいは舌側にある鈎腕がその歯面で反転して維持領域に入るクラスプで、ニアゾーンのアンダーカットを利用する。	
アンダーカット量　0.5 mm	アンダーカット量　0 mm
適応　臨床的歯冠が短い場合は困難	適応　動揺歯の固定、遊離端義歯の間接支台装置
(7) ハーフアンドハーフ鈎	(10) ローチ鈎
近心と遠心とからレスト付1腕鈎が互い違いに設置されたクラスプ。	分割腕鈎の一種で、鈎腕の形態によりT、I、L、C、Uなどに分けられる。審美性、鈎歯の保護が特色であるが、安定性にやや欠ける。
アンダーカット量　0.25〜0.5 mm	アンダーカット量　0.25〜0.5 mm
適応　小臼歯などの孤立歯	適応　遊離端義歯、中間義歯
	(11) RPI鈎

*(1)エーカース鈎（16ページ参照）、(2)リング鈎（18ページ参照）、(3)バックアクション鈎（18ページ参照）、(4)リバースバックアクション鈎（18ページ参照）、(11)RPI鈎（20ページ参照）

関連問題

Q1 ⑤⑥中間欠損で、臨床的歯冠が短く、ニアゾーンに有効なアンダーカットが得られる④に適応するキャストクラスプはどれか。　(84回)

a　バックアクション鈎
b　エーカース鈎
c　ヘアピン鈎
d　リング鈎
e　ローチ鈎

a	×	ファーゾーンのアンダーカットを利用する
b	×	ファーゾーンのアンダーカットを利用する
c	×	歯冠が短い場合は適応しにくい
d	×	おもに孤立大臼歯に適応する
e	○	

＊解答　e

支台装置（2）

6 エーカース鉤

エーカース鉤（レスト付2腕鉤）は、1つのレストから2つの鉤腕が歯冠の3面4隅角を取り囲む形のもので、鉤の基本型であり、最も使用頻度が高い支台装置である。キャストクラスプとワイヤークラスプがある。

1．構造、形態、機能

1) 鉤　腕：鉤体から出てしだいに厚みと幅を減じながら反対の隣接面にいたる。
   (1) 部位により鉤肩と鉤尖に分けられる。
      ① 鉤　肩：鉤体から鉤腕に移行する部分で、義歯の水平的動揺に抵抗する（把持、支持）。
      ② 鉤　尖（端）：鉤腕の先端部分である（維持）。
   (2) サベイラインにより上腕と下腕に分けられる。
      ① 上　腕：鉤体に近い部分でサベイラインの上方に位置し、義歯の横揺れに抵抗する（把持）。
      ② 下　腕：先端に近い部分でサベイラインの下方、アンダーカット域に位置し、義歯の離脱に抵抗する（維持）。
   (3) 機能により維持腕と拮抗腕に分けられる。
      ① 維持腕：鉤尖がアンダーカット域に入っているものを維持腕といい維持力を発揮する。
      ② 拮抗腕：維持腕に対して鉤尖がアンダーカット域に入っていないものを拮抗腕という。義歯着脱時の支台歯に対する側方力に抵抗する。
2) 鉤　体：鉤腕、鉤脚、レストを接続する部分。
3) 鉤　脚：クラスプを床と連結固定する。
4) レスト：咬合力を支台歯に負担させる（支持）。

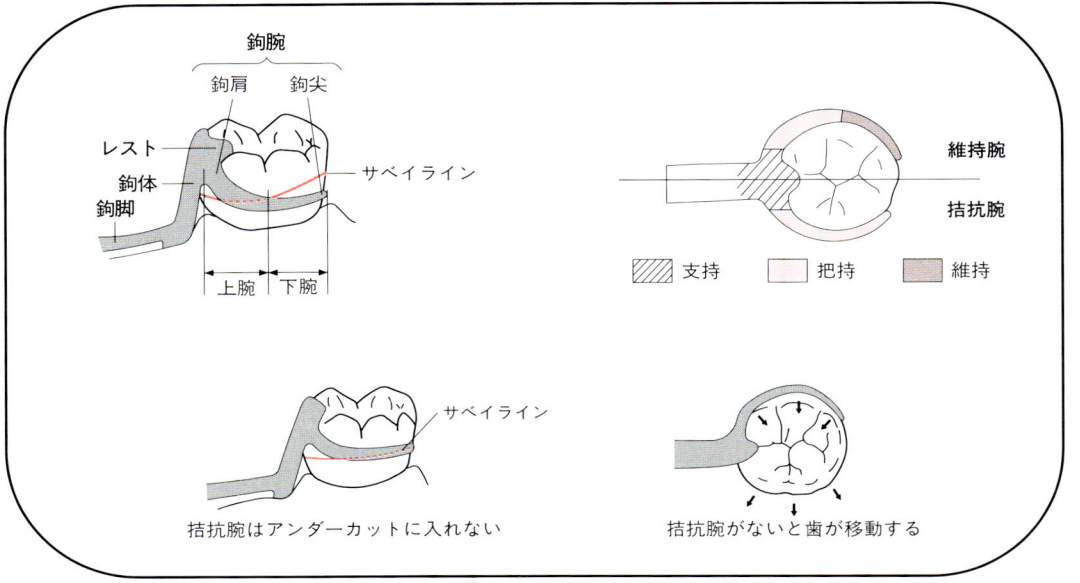

2．クラスプの維持力に影響を及ぼす因子

① 鉤腕の断面形態による定数　K　（半円：3.307，放物線形：3.647）
② 鉤腕の鉤尖部の厚さ　a_0　（鉤腕基部の厚さ：a_1）
③ 鉤腕の鉤尖部の幅　$2b_0$　（鉤腕基部の幅：$2b_1$）
④ 鉤腕の長さ　l
⑤ 鉤腕のテーパー度　$\gamma = \dfrac{a_0}{a_1} = \dfrac{b_0}{b_1}$
⑥ 鉤腕の形態
⑦ 使用金属のヤング率　E

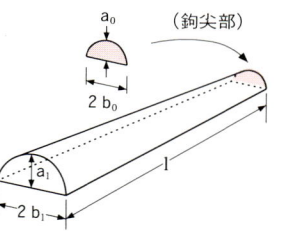

$$\underset{(たわみ)}{\delta} = \dfrac{KPl^3}{E\gamma a_1^3 b_1} \quad (P：荷重)$$

3．キャストクラスプとワイヤークラスプ

キャストクラスプは鉤腕の1/2を、ワイヤークラスプは弾性が大きいため2/3をアンダーカットに入れる。

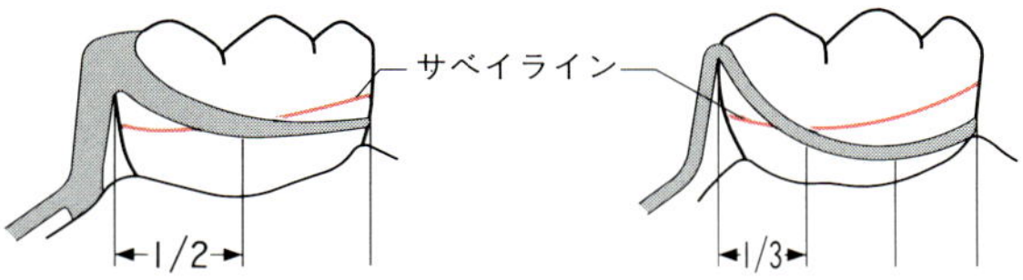

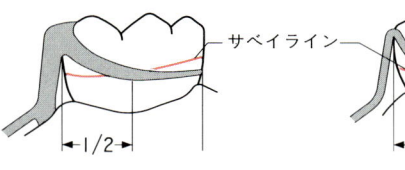

キャストクラスプ　　　ワイヤークラスプ

	キャストクラスプ	ワイヤークラスプ
製作の容易さ	○	×
維持・支持・把持力	○	×
弾性	×	○
適合性	○	×
審美性	×	○
異物感	○	×
調整・修理	×	○

キャストクラスプ（鋳造鉤）は耐火模型上でワックスアップを行い製作するため、複雑な形態なものでも容易に製作できる。ワイヤークラスプはクラスプ用線を屈曲して用いるので弾性が大きく、支台歯の負担が軽減できる。また深いアンダーカットを利用できるので審美的である。

4．コンビネーションワイヤークラスプ

頬舌側で製作方法の異なったクラスプを組み合わせたもの。一般に審美性、緩圧性、サベイラインの位置などにより、唇頬側にワイヤークラスプ、舌側にキャストクラスプを用いる。

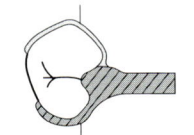

ワイヤークラスプ（頬側）
キャストクラスプ（舌側）

関連問題

Q1 エーカースタイプのキャストクラスプについて誤っているのはどれか。　82回　形式改編

a 鉤腕は歯肉縁から1mm以上離す。
b 鉤腕の鉤尖2/3をアンダーカットに入れる。
c 頬舌側の鉤尖の位置は同じ高さがよい。
d 鉤腕の長さと厚さは維持力に影響する。
e アンダーカットがファーゾーンに存在する場合に適用する。

a	○
b	× キャストクラスプの場合は1/2からアンダーカットに入れる
c	○
d	○
e	○

＊解答　b

支台装置（3）

7 バックアクション鉤、リバースバックアクション鉤、リング鉤

　バックアクション鉤、リバースバックアクション鉤、リング鉤は鉤腕が1腕であることが共通しており、把持の方向が一方向に限定される。このため、原則として両側性で左右対称的に用いて、義歯全体の拮抗作用を得ることが望ましい。

1．バックアクション鉤

1）設　計
　舌側面に鉤体をおき、鉤腕はそれより補綴側隣接面、辺縁隆線部を通り、頬側面のファーゾーンのアンダーカット部に鉤尖をおく緩圧型のクラスプである。
　補綴側隣接面から 0.25 mm のアンダーカットに入り、鉤尖のアンダーカット量は 0.25 mm に設計する。

2）適応症
① 両側性遊離端義歯の直接支台装置
② 片側性遊離端義歯の直接支台装置
③ アンダーカットの少ない犬歯、小臼歯

> バックアクション鉤とリバースバックアクション鉤は頬舌的に対称な形態で、鉤体部の位置が舌側にあるものがバックアクション鉤、頬側にあるものがリバースバックアクション鉤である。

2．リバースバックアクション鉤

1）設　計
　頬側面に鉤体をおき、鉤腕はそれより補綴側隣接面、辺縁隆線部を通り、舌側面のファーゾーンのアンダーカット部に鉤尖をおく緩圧型のクラスプである。
　補綴側隣接面から 0.25 mm のアンダーカットに入り、鉤尖のアンダーカット量は 0.25 mm に設計する。

2）適応症
　バックアクション鉤に準ずるが使用頻度は少ない。

3．リング鉤

1）設　計
　鉤腕が支台歯をリング状に取り囲み、ニアゾーンのアンダーカットに入る形態のクラスプである。上顎においては近心頬側のアンダーカット、下顎においては近心舌側のアンダーカットを用いることが多い。
　アンダーカット量は 0.50 mm または 0.75 mm とし、使用金属および両側性に用いるか、片側性に用いるかによって使い分ける。
　鉤腕が長い場合は、補強のために補助腕を設置することがある。

2）適応症
① 両側性の中間欠損
② 傾斜の強い最後方の孤立大臼歯

設計（— はサベイライン）

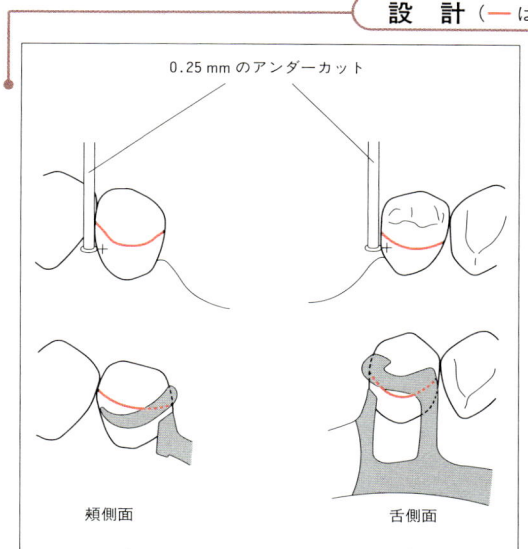

▶ バックアクション鉤 ◀

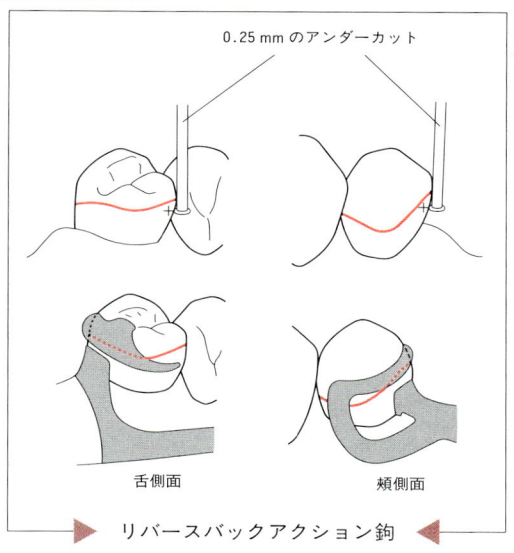

▶ リバースバックアクション鉤 ◀

▶ リング鉤 ◀

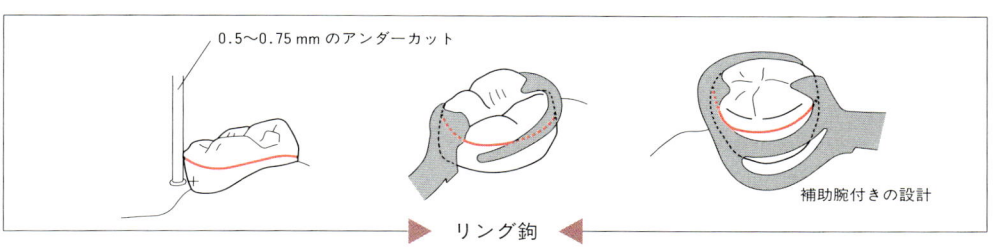

▶ 両側性の設計例 ◀

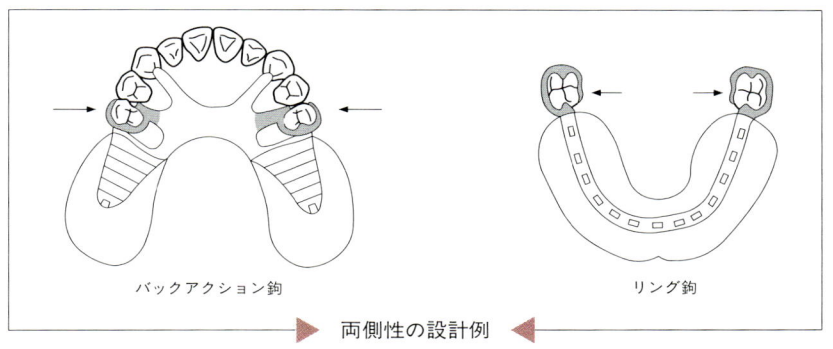

関連問題

Q1 正しいのはどれか。 75改, 87回 形式改編

a　リングクラスプは片側性遊離端義歯の間接維持装置として用いられる。
b　バータイプのクラスプは把握力が大きい。
c　エーカースクラスプは側方圧を緩衝する。
d　バックアクションクラスプは、通常、両側性に使用する。
e　ハーフアンドハーフクラスプは最後方孤立大臼歯に用いられる。

a	×	リング鉤は最後方臼歯の支台装置として用いる
b	×	歯面との接触が少ないため、把握力は弱い
c	×	エーカース鉤は側方圧を緩衝する緩圧性はない
d	○	
e	×	ハーフアンドハーフ鉤は孤立歯に用いられるが、支台歯を挟んで両側に欠損のある場合に適応となる

＊解答　d

8 バークラスプ

支台装置（4）

歯頸部方向から維持領域に入るクラスプで、サーカムファレンシャルクラスプに比べ、支台歯との接触面積が少なく、齲蝕や歯周疾患に対して有利である。バーの弾性により側方圧は加わらないが、把握力が弱い。

1．バークラスプ

歯頸部方向から維持領域に入るクラスプで、ローチの考案したものが代表的なものであり、T、L、I、C、Uなどの種々の形態がある。

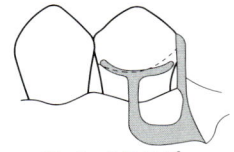
Tバークラスプ

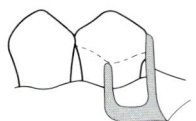
Iバークラスプ

1）特　徴
① 鉤腕が長く緩圧作用を有する。
② 把持力、維持力はサーカムファレンシャルクラスプに比較して小さい。
③ 鉤腕が歯肉側から発するので審美性に優れる。
④ 鉤腕が歯肉側から発するため歯肉頰移行部までの距離が短かったり、歯槽部形態にアンダーカットがあると適応できない。
⑤ 食物の流れを妨げにくい。
⑥ サーカムファレンシャルクラスプに比べ着力点が低く、有害な側方力が支台歯に加わりにくい。

2）適応症
① 遊離端義歯
② 中間義歯

2．RPI鉤

近心レスト（R）、隣接面板（P）、Iバー（I）から構成される緩圧性の支台装置である。

1）特　徴
遊離端義歯において機能時にクラスプが義歯床とともに沈下するため、支台歯に対する負担が小さくなる。

2）適応症
① 遊離端義歯の小臼歯

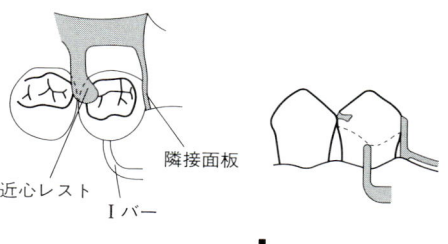

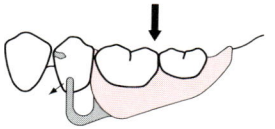

咬合力が加わると近心のレストを支点として義歯が傾斜、沈下する。その際バークラスプはよりアンダーカットの深いほうに向かうことになる。そのため支台歯に対する負担が小さい。

バークラスプとサーカムファレンシャルクラスプとの比較

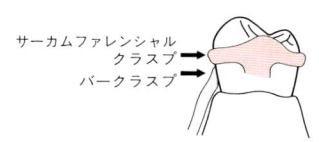

サーカムファレンシャルクラスプは歯冠の咬合面側から発するため、バークラスプに比べ着力点が高くなる。

	バークラスプ	サーカムファレンシャルクラスプ
接触面積	少ない	多い
審美性	○	×
弾性	○	×
把持力	×	○
維持力	×	○
着力点	低い	高い
不潔域	○	×
歯槽形態の影響	受ける	受けない

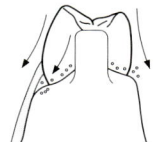 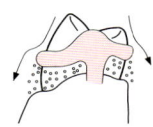

バークラスプのほうが食物の流れを妨げず自浄性に優れる。
またサーカムファレンシャルクラスプでは歯冠を囲む形をとるため歯頸部に食渣が停滞しやすい。

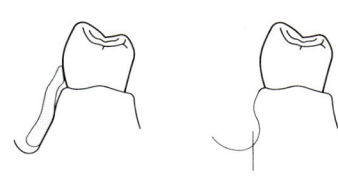

アンダーカットがあると適応できない

頬側歯槽部にアンダーカットがある場合には、リリーフをしてバークラスプを設計することになる。そのため食渣の停滞をまねきやすく異物感が大きくなる。

着力点────●
支台歯に加わる力の位置をいう。高いほうが支台歯にとって不利となる。

関連問題

Q1 バークラスプについて正しいのはどれか。 （66回）

a Adams クラスプのことである。
b T型、I型など種々の形態がある。
c 把握力（把持力）が強い。
d 遊離端義歯には使用しない。
e ワイヤーを屈曲して製作する。

a	×	歯間鼓形空隙を利用する特殊なクラスプ
b	○	このほかにL型、U型などの形態がある
c	×	歯面との接触が少ないため把持力は弱い
d	×	遊離端義歯に用いられることが多い
e	×	形態が複雑なため鋳造により製作する

＊解答　b

Q2 RPIクラスプについて正しいのはどれか。 （73, 82回）

(1) 鉤歯には誘導面の形成が必要である。
(2) 隣接面板は頬側の維持アームに対して拮抗作用を有する。
(3) Rは咬合面レストを意味している。
(4) 維持に0.5mmのアンダーカットが必要である。
(5) 鉤歯がブリッジの支台歯の場合は使用できない。

a (1), (2), (3)　b (1), (2), (5)　c (1), (4), (5)
d (2), (3), (4)　e (3), (4), (5)

(1)	○	プロキシマルプレートが必要
(2)	○	
(3)	○	R：rest, P：proximal plate, I：I bar の略
(4)	×	0.25mmのアンダーカットが必要
(5)	×	使用してもとくに問題にならない

＊解答　a

支台装置（5）

9 レスト

　義歯に加わる機能力に対して、確実な歯牙支持を確保するためにはレストの数や位置が重要な役割を果たす。

1．レストの機能

① 義歯に加わる機能圧を支台歯に伝達する。機能圧はできるだけ歯軸方向に加わるように配慮する。
② 義歯の沈下を防止する。
③ 食物の圧入を防止する。
④ 鉤を正しい位置に保つ。
⑤ 間接的な支台装置として義歯の維持、安定を図る。
⑥ 咬合接触関係の改善。
⑦ 歯間離開を防ぐ。

2．近心レストと遠心レストの比較

　顎堤粘膜は局所に圧が集中したり、側方から荷重が加わることにより吸収が促進される。

近心レスト（⇐）は遠心レスト（←）に比べ…
① 欠損部顎堤に加わる圧が近遠心的により均等に分布する。
② 力の加わる方向がより垂直方向に近づくため、顎堤の保護に有効である。
③ 近心の残存歯により支台歯の近心回転を防ぐことができる。

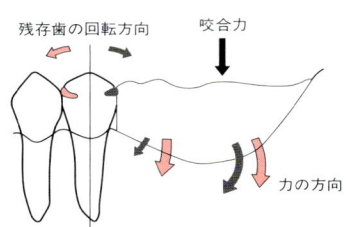

　顎堤に対しては広く力を分散させ、局所的に大きな力を加えないこと、さらにその方向をより垂直方向にすることが顎堤を保護するうえで重要である。

1）遊離端義歯に近心レストとバークラスプを併用した場合

　レストを支点とし、義歯床、クラスプが沈下するため鉤尖はアンダーカットの深い方向に向かう。そのため支台歯に不利な力が働かない。

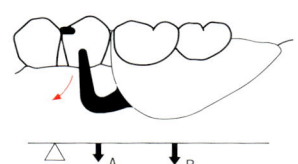

2）遊離端義歯にエーカースクラスプを用いた場合

　遠心レストを支点として鉤尖は浮上する。そのため支台歯を遠心に傾斜させる力が働く。

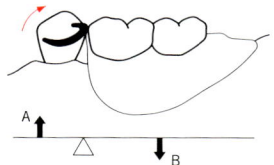

A：鉤尖の移動方向
B：義歯床の移動方向

サーカムファレンシャルのクラスプにおいてレストがないと、義歯の沈下に伴いクラスプも沈下する。そのため鉤腕が押し開げられる形となり破損、変形が生じる。

支台間線を軸とする義歯の動揺を抑止するためには、支台間線からの垂線が最も長くなる位置に設置することが有効である。

右図では 7|4 部のレストを結んだ線（支台間線）を軸として回転が生じる。そのため 43| 部にレストを設置すると義歯遠心端の浮上に抵抗し得る。
一方、義歯遠心端の沈下に対してはレストのみでは抵抗できない。

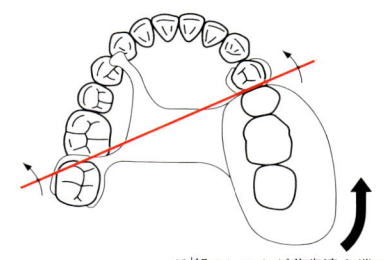

43| 部のレストが義歯遠心端の浮上に抵抗

レストによる間接的な維持

傾斜、捻転などにより対合歯との咬合接触関係が不適切なものに対して設置する。

傾斜歯や低位歯に応用することで咬合接触面積を広くできる。

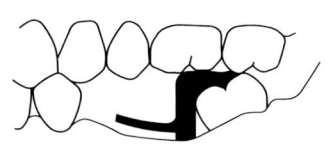

レストによる咬合接触関係の改善

歯間部に設置されたワイヤークラスプはくさびの働きをしてしまうためレストにより防ぐ。

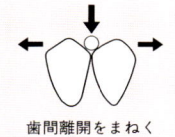

歯間離開をまねく

関連問題

Q1 咬合面レストの効果について誤っているのはどれか。 （75回）

a 機能圧を鉤歯に伝達し、義歯の支持効果を発揮する。
b 間接維持装置としてクラスプの維持力を助ける。
c 対合歯との咬合接触面積の増加に役立つ。
d レストを多くすることにより義歯床面積を小さくできる。
e 小窩部に適合し、自浄作用により齲蝕を予防する。

a	○	
b	○	設計によって間接支台装置として働く
c	○	咬合面を広く覆う形のレストとする
d	○	残存歯による支持が大きくなるため
e	×	自浄作用はない

＊解答　e

Q2 レストについて誤っているのはどれか。 （82回 形式改編）

a 義歯の沈下を防止する。
b 義歯の横揺れを防止する。
c 義歯と鉤歯の間に食物が圧入されるのを防ぐ。
d 歯軸との角度は 90 度が原則である。
e 支台歯の齲蝕を防ぐ。

a	○	歯根膜の負担を大きくして義歯の沈下を防止する
b	○	クラスプとともに義歯の横揺れを防止する
c	○	歯と義歯との接合部分を覆い、食物の圧入を防止する
d	○	支台歯に側方圧を加えないため歯軸との角度は 90 度とする
e	×	

＊解答　e

支台装置（6）
10 レストシート

　義歯に加わる機能力に対して、確実な歯牙支持を負担させるためにはレストが重要な役割を果たす。このレストの機能を十分に発揮させるためには的確なレストシートの形成が必要となる。

1．レストシートの形態

(1) 近心または遠心の辺縁隆線部を底辺として、近接する咬合面小窩を頂点とする三角形状とする。
(2) 頂点および鉤腕への移行部は丸みを与える。
(3) 底面はスプーン状の形態とし、歯軸とのなす角度は90度とする。また、隣接面との移行部は丸みを与えて、レストの破損、変形を防止する。
(4) 深さは約1.5〜2.0mmとし、幅は支台歯の頬舌側咬頭頂間距離の1/2とする。

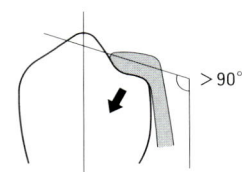

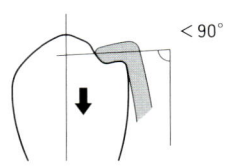

歯軸とレストシート窩底の関係は、義歯に加わる機能力が歯軸方向に向かうようにする。

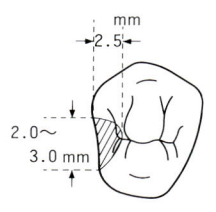
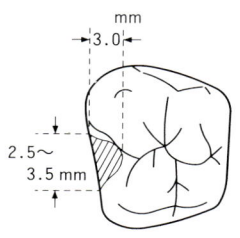

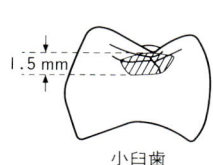
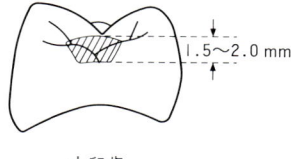

小臼歯　　　　大臼歯

レストシートの標準的な寸法

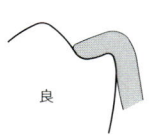
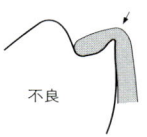

良　　　　不良

隅角部が薄いと破折の原因となる。このため、レストシートとガイドプレーンの移行部は丸める。

　なお、レストの設定に十分なスペースがあっても、レストの底部が平面でない場合には、支台歯を傾斜させる力が働くためレストシートの形成は必要である。また、ガイドプレーンとの併用によって義歯の動きを規制できる。

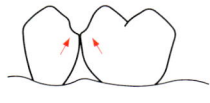
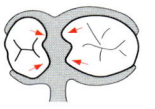

双子鉤の場合は咬合面鼓形空隙に十分なスペースが必要。
　矢印部の形成量が不足しがちである。

2．形成法

(1) 球状やつぼみ状のダイヤモンドポイントでエナメル質を約1mmの深さに掘り込み、窩底の形態をスプーン状に形成する。
(2) カーボランダムポイント、シリコーンポイント、研磨用ペーストなどによりレストシートを研磨し、削除前のエナメル質の表面に回復させる。

レストシートとガイドプレーンの移行部は丸める。

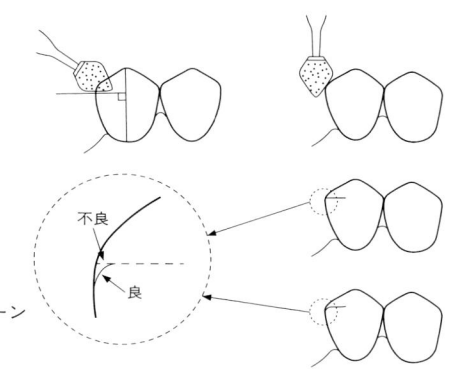

3．分 類

1) 咬合面レスト（小臼歯と大臼歯）
　臼歯の咬合面に設置される。支持機能は、幅や大きさが増すに従って増加する。
2) 切縁レスト（切歯と犬歯）
　前歯の切縁に設置される。通常は切縁隅角におかれるが、切縁全体を被覆したり、数歯にわたって連続して用いることもある。審美的によくないのが欠点である。
3) 舌面レスト（切歯と犬歯）
　前歯の舌面基底結節または近心あるいは遠心の辺縁隆線に設置される。しかし、これらの歯の舌面は垂直的に傾斜しており（とくに下顎前歯）、レストシートを設定して、歯軸方向に力を向けることは実際には不可能に近い。

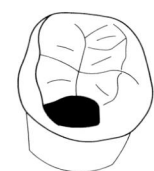 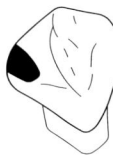 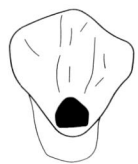

咬合面レスト　　　切縁レスト　　　舌面レスト

4．役 割

22ページ "レスト" 参照。

関連問題

Q1 咬合面レストシートの形成で正しいのはどれか。 （62回改）

(1) エナメル質内に形成する。
(2) 形態は歯軸と関係がある。
(3) 形態はボックス型にする。
(4) 誘導面（ガイドプレーン）を付与するときはレストシートの形成後に行う。
(5) 基底面はスプーン状にする。

　a (1), (2), (3)　　b (1), (2), (5)　　c (1), (4), (5)
　d (2), (3), (4)　　e (3), (4), (5)

(1)	○	レストシート形成はエナメル質内にとどめ齲蝕抑制に努める
(2)	○	レストシートは歯軸に直交させることで最大の支持力を発揮する
(3)	×	レストシートの形態は底面をスプーン状の形態にする
(4)	×	レストシート形成後にガイドプレーンを形成すると、所要のレストシート形態を損なう恐れがある
(5)	○	基底面の形状はスプーン状として隣接面との移行部は丸みを付与する

＊解答　b

支台装置（7）
11 アタッチメント

アタッチメントとは固定部と可撤部の組み合わせによって、支台歯と義歯を合理的に連結する装置である。

1．構　造

アタッチメントは支台歯に固定される固定部と義歯床につける可撤部からなる。

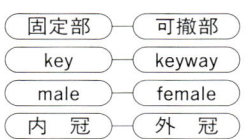

固定部を male（雄部）とすることが多い場合…
→　歯冠外アタッチメント、バーアタッチメント、
　　歯根アタッチメント

固定部を female（雌部）とすることが多い場合…
→　歯冠内アタッチメント

2．分　類

アタッチメントは緩圧機構の有無や形態により、次のように分類される。

1）機能による分類
（1）緩圧性アタッチメント
　　可撤部と固定部の結合に可動性をもたせ、支台歯の負担軽減を意図したもの。
（2）非緩圧性アタッチメント（精密性アタッチメント、プレシージョンアタッチメント）
　　可撤部と固定部の結合に可動性はなく、強固に連結されたもの。

2）設定位置による分類
（1）歯冠外アタッチメント：固定部が歯冠外形外に鑞着されるもの。
　　　　　　　　　　　　　固定部が粘膜上にあり、歯肉の炎症、増殖を起こす。

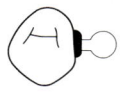 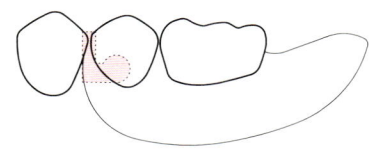

（2）歯冠内アタッチメント：固定部が歯冠外形内におさまるもの。
　　　　　　　　　　　　　生活歯には適応しにくい。

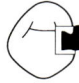 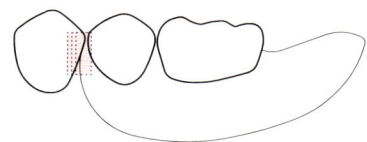

(3) 歯根アタッチメント（stud attachment）
　　根面上に設置されるアタッチメントで、着力点が低く、歯冠歯根比の改善が可能である。孤立歯や少数残存歯に適応。

(4) バーアタッチメント
　　複数の歯冠あるいは歯根をバーで連結した固定部と、義歯に設置された可撤部からなり、支台歯の一次固定効果を有する。
　　バー下部の清掃困難、歯肉の増殖を起こしやすい。

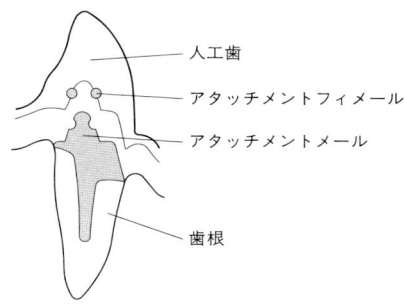

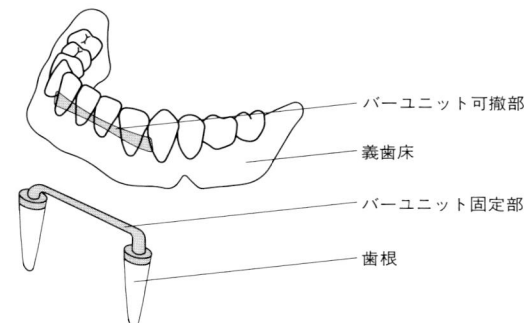

3）製作法による分類
(1) 既製アタッチメント
　　既製につくられた一対の装置をそれぞれ固定部の歯冠や根面、および可撤部に鑞着などにより設置し利用するもの。
(2) 自家製アタッチメント
　　アタッチメント自体を鋳造などにより製作するもの。製作は困難だが、適応範囲が広い。

3．利点、欠点

1）利　点
① 審美性に優れ、異物感が少ない。
② 的確な維持力が発揮できる。
③ 力の方向づけや配分をする構造を備えている。
④ 力の作用点が低く、歯軸方向に力を伝達しやすい。
⑤ 固定性補綴装置に可撤性の利点を加味できる。

2）欠　点
① 歯質の削除量が多い。
② 生活歯に応用できないものがある。
③ 技工操作が複雑である。
④ 修理が困難である。
⑤ 高価である。

関連問題

Q1 緩圧性アタッチメントについて誤っているのはどれか。　　78回

a　遊離端義歯に適応される。
b　義歯床に一定方向への可動性を付与できる。
c　支台歯の固定部付近は不潔になりやすい。
d　義歯に加わる荷重を小さくする。
e　装置は一般に可動性が大きいものほど複雑となる。

a ○
b ○
c ○
d ×　義歯ではなく、支台歯に加わる荷重が小さくなる
e ○

＊解答　d

連結装置（1）

12 連結装置の種類、特徴

連結装置とは、義歯床と義歯床、義歯床と支台装置を連結する金属製の装置で大連結子ともいう。また、クラスプやレストなどを義歯床や大連結子に連結するものを小連結子という。

1．目　的
① 義歯の構成要素を連結し、単一化する。
② 機能力を伝達、配分する。
③ 義歯の安定を高める。
④ 義歯床面積の減少。

2．所要条件
① 変形、破損しない強度をもつ。
② 異物感、発音障害を起こさない。
　→形態、設定位置。
③ 衛生的、予防歯学的配慮。
　→上顎は5mm以上、下顎は3mm以上歯頸線から離す。
④ 良好な適合性。

3．利点、欠点
1）利　点
① 異物感が減少する。
② 発音、咀嚼機能が向上する。
③ 口腔内が清潔に保たれる。
2）欠　点
① 床面積が減少し、維持、安定が悪くなることがある。
② 支台歯、顎堤の負担が大きくなる。
③ 設計が不適切だと異物感、発音障害、嘔吐感が生じる。

パラタルバーの設定位置と異物感、発音障害の関係

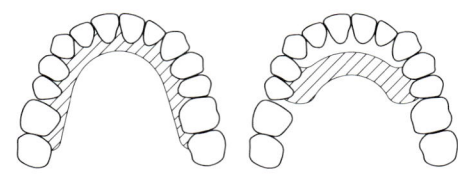

異物感が大きく、破裂音および摩擦音が強く影響される。

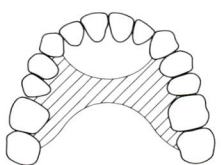

破裂音および摩擦音などの障害はほとんど認められず、舌の刺激も少ない。

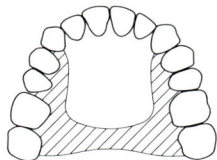

発音障害は認められないが、嘔吐反射、嚥下障害が起こる場合がある。

4．種　類
1）大連結子
　離れた位置にある2つ以上の床や支台装置などを連結するもの。
2）小連結子
　クラスプやレストなどを大連結子や義歯床に連結するもの。

5．大連結子　（30ページ"上顎の連結装置"、32ページ"下顎の連結装置"参照）

1）上顎の大連結子
(1) 形態による分類：バーの幅が太くなるほど咬合圧支持が増す。
① パラタルバー …………… 狭　い　（＜10 mm）
② パラタルストラップ …… 中程度（10〜25 mm）
③ パラタルプレート ……… 広　い　（＞25 mm）

(2) 設定位置による分類
① 前パラタルバー（A）：犬歯より前方
② 中パラタルバー（B）：両側小臼歯を結ぶ位置
③ 後パラタルバー（C）：両側第二大臼歯を結ぶ位置
④ 側方パラタルバー（D）：口蓋の側方を前後的に走るバー
⑤ 正中パラタルバー（E）：正中が深く陥凹している場合で、後パラタルバーと併用

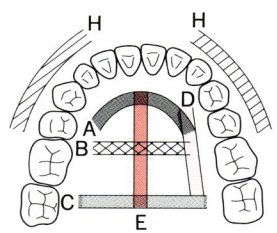

2）下顎の大連結子
歯頸部から口腔底までの距離により使い分けられる。
① リンガルバー（F）
② リンガルプレート（G）

3）外側バー（H）
歯牙の舌側傾斜により舌側に連結装置の設定が困難な場合に用いられ、上下顎に適用する。咬合圧を負担させないので粘膜との間をリリーフし、舌側に連続鉤を併用し強度を補う。

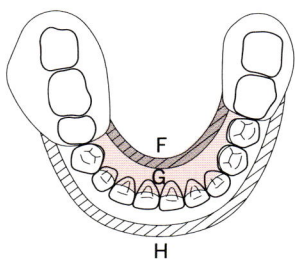

6．製作法

1）屈曲法：Co-Cr 合金や 18-8 鋼の既成のバー用金属線を屈曲して用いる。
2）鋳造法：金合金、Co-Cr 合金、金銀パラジウム合金、チタンなどが用いられる。

片持ちはりにおけるたわみの理論式

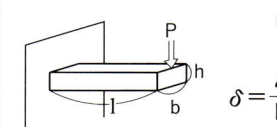

$$\delta = \frac{4 Pl^3}{Eh^3 b}$$

δ：たわみ
P：荷重　　l：長さ　　h：厚さ　　b：幅
E：ヤング率
　Co-Cr：21.1×10^5 kg/cm²
　Au-Pt：9.1×10^5 kg/cm²

連結装置のたわみを減少させるには、厚さを増し、長さを短かくし、幅を広く設計する。厚みの増加は3乗に反比例しているのでとくに有効である。

片持ちはり────●
横荷重によって曲げ応力の生じる部材をはりといい、はりの片側で支持するものをとくに片持ちはりという。

関連問題

Q1　大連結子の設計方針として誤っているのはどれか。　　（87回）

a　義歯の維持向上のためアンダーカット内に設置する。
b　義歯の安定向上のため強固にする。
c　感覚障害を避けるため辺縁を移行形にする。
d　発音障害を避けるため厚さを薄くする。
e　辺縁歯肉を保護するため歯肉縁から 3〜5 mm 以上離す。

a	× 大連結子自体には維持力を求めないのでアンダーカット内には設置しない
b	○
c	○
d	○
e	○

＊解答　a

13 上顎の連結装置

連結装置（2）

連結装置の幅を増すことにより支持力が増加する。強度を保ち、異物感を起こさないように設定位置や形態に注意する。

1．形態による分類と特徴

厚みと幅により、バー、ストラップ、プレートに分けられる。
幅が増すほど支持力が増大するが、異物感や発音障害は大きくなる。

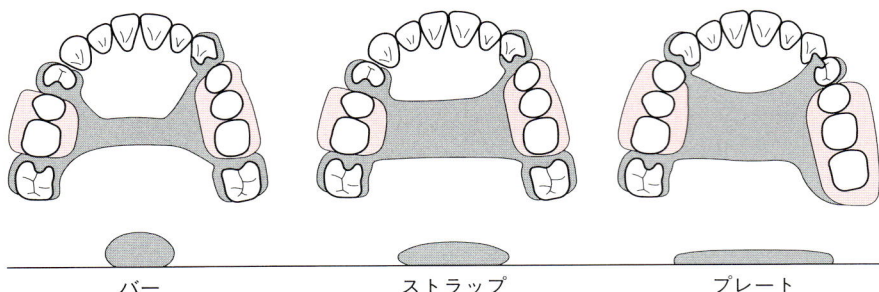

バー　　　　　ストラップ　　　　プレート

2．部位による分類と特徴

1）前パラタルバー
   歯槽前方部を弓状に走る。
   舌尖に触れるため異物感を生じやすい。
   薄くすると強度が不足しやすい。
2）中パラタルバー
   異物感の最も少ない口蓋中央を横走する。
   口蓋隆起がある場合はリリーフする。
3）後パラタルバー
   第二大臼歯を結んだ部位に設置。
   嘔吐反射を起こしやすい。
4）ホーシューバー
   前パラタルバーと側方パラタルバーを連結したもの。
5）有窓型バー
   ホーシューバーに後パラタルバーを加えたもの。より強度が向上する。

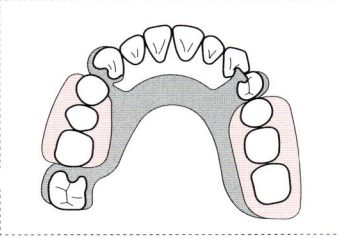

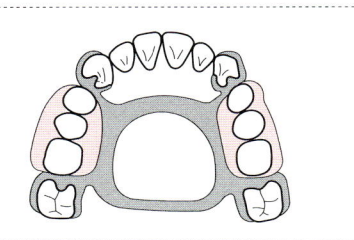

3．設計の原則

1) 歯肉縁を保護する。
   歯肉の健康を守るため歯頸部より 5 mm 以上離す。歯肉との距離が保てない場合には歯頸部をリリーフしてメタルアップし、残存歯の舌側と接触させる。
2) 機能圧を分散させる。
   機能圧を分散するためには、たわまない十分な強度が必要である。
3) 支持力を考慮する。
   連結装置にどの程度の支持力を期待するかで設計が異なる。連結装置の面積を大きくすれば支持力が増大する。
4) 味覚障害に注意する。
   バーよりもプレートのほうが口蓋を覆う範囲が広く、味覚障害を生じやすい。
5) 異物感に注意する。
   小臼歯よりも前方部分は舌による異物感が生じやすい。
   口蓋中央部分は感覚点が少ない。
6) 発音障害に注意する。
   厚径は 1.0 mm 以下が望ましい。
   0.7 mm 以下では発音障害が急激に小さくなる。

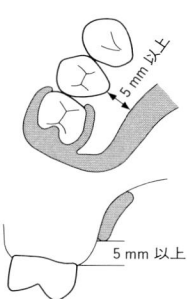
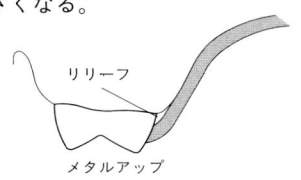

関連問題

Q1　上顎に用いる大連結子について正しいのはどれか。　〈73回〉

(1) 残存歯の歯頸部から離れた位置に設置したほうが歯肉縁は健康に保たれる。
(2) 強固に連結すれば機能圧が負担組織に分散される。
(3) 厚さを増すよりも幅を広くするほうが発音障害が少ない。
(4) 厚さを増すよりも幅を広くするほうが曲げ強さの増加に効果がある。
(5) 大きな口蓋隆起がある場合には使用できない。

a (1), (2), (3)　b (1), (2), (5)　c (1), (4), (5)
d (2), (3), (4)　e (3), (4), (5)

(1) ○ 歯頸部との距離が大きいほうが歯肉縁の健康が保たれる
(2) ○ 弾性係数の大きな金属は剛性が高く、機能圧を分散できる
(3) ○ 薄く幅の広いほうが発音機能のうえでは有利である
(4) × 厚みを増したほうが強度的には有利である
(5) × 口蓋隆起がある場合はそれを避けたり、リリーフを行うことで対応する

＊解答　a

Q2　図の大連結子について正しいのはどれか。　〈85回〉

a　ビーディングする。
b　支持には関与しない。
c　辺縁歯肉から 1〜2 mm 離す。
d　粘膜面は 0.3 mm リリーフする。
e　金合金では Co-Cr 合金よりも薄くできる。

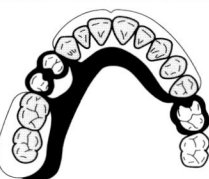

a ○ ビーディングにより辺縁を封鎖する
b × 上顎の連結装置は支持に関与する
c × 5 mm 以上離す
d × 粘膜と緊密に適合させる
e × 金合金のほうが弾性係数が小さいので厚く製作する

＊解答　a

連結装置（3）

14 下顎の連結装置

　下顎の連結装置は歯頸部から口腔底までの距離により、リンガルバーとリンガルプレートに大別される。
　上顎の連結装置と異なり、支持機能はほとんどない。そのため上顎ほど残存歯歯頸部から離す必要はない。

1．リンガルバー

1）適応症
　舌側の歯槽部の高さが十分あり、リンガルバーの上縁を歯頸部から 3 mm 以上離せる場合に用いる。

2）特　徴
　残存歯との接触がなく、歯頸部が開放されている点で衛生面に優れる。

3）設置部位
　異物感が少ない下方に設置する。
　形態は半洋梨状とし、上縁を顎堤に接触させる。

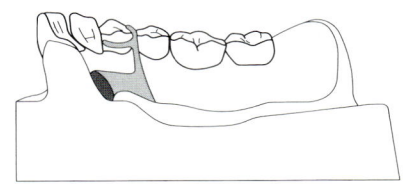

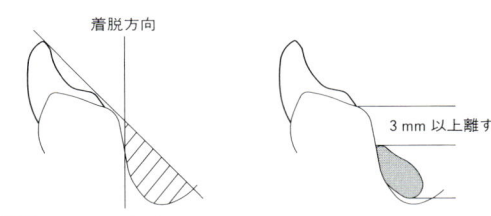

▨部は異物感が小さく、バーの設定に適する

2．リンガルプレート

1）適応症
(1) 舌側歯槽部の傾斜が緩やかな症例
　バーを適応すると異物感が大きい。
(2) 口腔底が浅い症例
　（歯頸部から口腔底までの距離が短い症例）
　バーの幅が狭くなり十分な強度が確保できない。

2）特　徴
① 歯頸部を被覆しているため衛生面では不利。
② 残存歯との接触により義歯の維持、安定の向上が図れる。
③ 前歯部残存歯に抜歯の可能性がある場合に用いると、義歯の修理が容易。

3）設置部位
　リンガルプレートの上縁は基底結節まで延長し、移行的な形態とする。下縁は口腔底まで延ばし、丸みをもたせる。
　歯頸部はリリーフする。

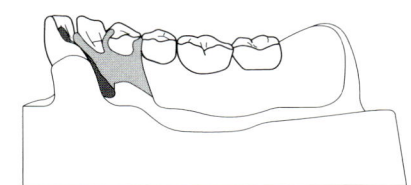

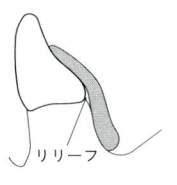
歯頸部までの距離が不足

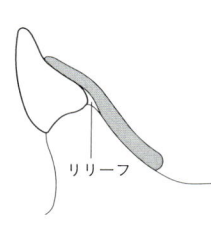
舌側歯槽堤の傾斜が緩やか

3．ケネディバー（Kennedy バー）

下顎前歯の舌面基底結節上を数歯にわたり横走する形態でバー状の構造であるためケネディバーと呼ばれる。

1）適応症

下顎遊離端義歯の間接支台装置としてリンガルバーと併用して用いる。

2）特　徴

歯頸部を開放しているため衛生面に優れるが、異物感が大きいことが欠点。

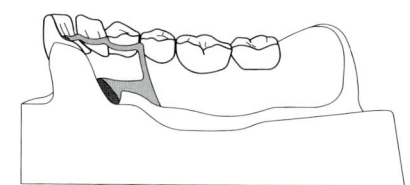

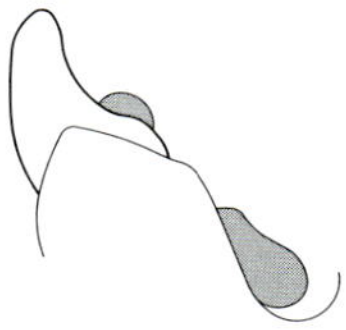

4．外側バー

1）適応症

残存歯の舌側傾斜が強く、舌側に通常の連結装置を設計すると、異物感が大きくなる場合に用いる。

2）特　徴

① 上下顎に用いられる。
② バー下部はリリーフする。
③ 舌側に連続鉤を併用し、強度を確保する。
④ 審美性に注意する。

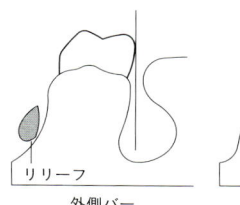 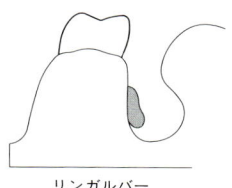

外側バー　　リンガルバー

下顎残存歯は舌側に傾斜しやすく、そのため大きなアンダーカットが生じやすい。

5．連結装置の役割および設計の原則

義歯の構成要素を連結し、機能圧の分散を図るため、十分な強度が必要となる。

歯肉の健康を保つため、連結装置は歯頸部から 3 mm 以上離す。

小連結子は大連結子と直交するように設計する。

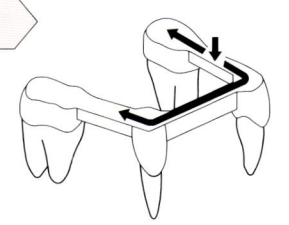 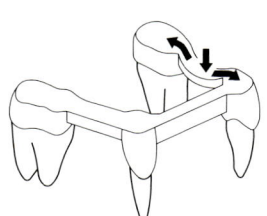

連結装置の強度と機能圧の分散

連結装置の強度が十分であれば機能圧は他の支台歯や顎堤の広い面積に分散し、局所的に圧が集中しにくい。

関連問題

Q1 リンガルバーについて正しいのはどれか。　　82改，88回

(1) 弾力性をもたせる。
(2) 下顎隆起部はリリーフする。
(3) 断面は半洋梨型にする。
(4) 歯肉縁から約 3〜4 mm 離す。
(5) 舌側のアンダーカットに入れる。

　　a (1), (2), (3)　　b (1), (2), (5)　　c (1), (4), (5)
　　d (2), (3), (4)　　e (3), (4), (5)

(1)	×	機能圧を広く分散させるためにバーは強固なほうがよい
(2)	○	下顎隆起など粘膜が薄く疼痛を生じやすい部分にはリリーフが必要となる
(3)	○	断面は半洋梨状にし、異物感の軽減、強度の確保を図る
(4)	○	歯肉縁から 3〜5 mm 以上離し、歯肉縁の健康を保つ
(5)	×	顎堤のアンダーカットはブロックアウトして設計する

＊解答　d

15 診査の目的、方法

診査と分析方法

診査の目的と方法

	目　的	直　接　診　査
残存歯	①負担能力の診断 ②歯冠形態修正の必要性とその量 ③齲蝕、根管処置の必要性	①清掃状態 ②動揺度、ポケット ③齲蝕とその活動性 ④コンタクト
顎　堤	①負担能力の診断 ②粘膜異常の有無 ③義歯床の設定範囲 ④リリーフの部位とその量	①粘膜の被圧変位性：触診 ②発赤、潰瘍の有無：認められれば粘膜調整 ③可動粘膜の緊張度と境界：義歯外形の参考 ④圧痛部位：オトガイ孔、骨鋭縁部に生じる。触診
咬　合	①咬合異常の有無 ②運動様式の判定	①早期接触 ┐咬合紙を用いる。動揺度の触診、咬合音の聴 ②咬頭干渉 ┘診によっても判定可能 ③滑走運動の様式
顎関節	①機能異常の有無を診断	①関節雑音：聴診 ②疼痛：発現時期と強さ ③開閉口運動：スムーズさと最大開口点の偏位の有無
旧義歯	①不満点、改善しうる点を明確にし、新義歯製作時の参考とする	①義歯床の形態 ②人工歯の排列位置 ③連結装置の設定部位と種類：異物感や発音障害の有無 ④水平的、垂直的咬合関係 ⑤修理の有無と部位 ⑥審美性

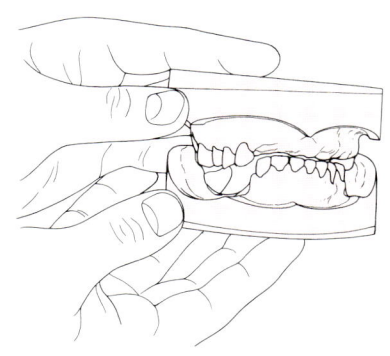

手でもっていては咬合関係の診断ができない。

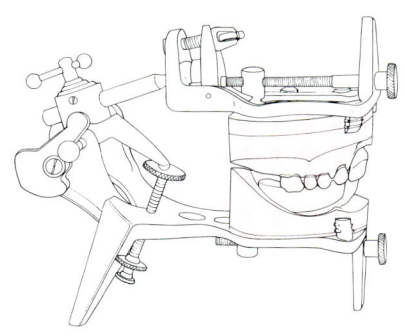

診断用のプラスターレス咬合器に装着する。

欠損補綴に関与する因子は多岐にわたるが、直接診査、エックス線診査、模型診査を残存歯、顎堤、咬合、顎関節、旧義歯の5要素に分けて行うと整理が容易である。

模 型 診 査	エックス線診査	
①欠損型：Kennedy分類 ②残存歯の植立方向 ┐アンダーカットの量と部位を ③歯冠形態と萌出度 ┘サベヤーを用いて調べる ④咬合小面	①歯根の長さ、太さ ②歯槽骨の状態：高さとその近遠心側での相違 ③歯根膜腔の状態 ④根尖病床の有無	残存歯
①幅、高さ ②舌側歯槽面の形態：大連結装置の選択基準 ③歯槽頂線の近遠心的傾斜 ④デンチャースペースの量	①顎骨縁 ②骨の緻密度 ③骨片、異物の有無	顎 堤
①上下顎の対合関係 ②歯牙彎曲：咬合平面の乱れ ③垂直被蓋と水平被蓋：顆路傾斜角との調和 必要に応じ、咬合器装着すると診断が容易	①咬合位 ②頭部エックス線規格写真	咬 合
	①顆頭の位置、形態、大きさ 　：位置の異常により骨の吸収、添加が生じる ②関節空隙 　：位置が正常であれば空隙の幅はほぼ一定	顎関節
		旧義歯

関連問題

Q1 部分床義歯製作のためにスタディモデルで診査する事項はどれか。　72, 76回

(1) 残存歯についてアンダーカットの状態を診査する。
(2) 鉤歯の歯冠歯根比を計測する。
(3) 前歯部に使用する人工歯を選択する。
(4) 咬合間隙を調べ、レストシートの設計をする。
(5) 概略の義歯床外形線を設定する。

　a (1), (2), (3)　　b (1), (2), (5)　　c (1), (4), (5)
　d (2), (3), (4)　　e (3), (4), (5)

(1) ○ アンダーカットの状態をサベイングして診査する
(2) × 歯冠歯根比はレントゲン写真にて診査する
(3) × 前歯部人工歯の選択は色調の問題もありチェアーサイドにて行う
(4) ○ 咬合関係は模型上のほうが詳細な検討が行える
(5) ○ 概略の床外形線を決定し、個人トレー製作の参考とする

＊解答　c

16 補綴的前処置

前処置

部分床義歯製作において、あらかじめ口腔内を安定した状態にするために、外科的、矯正的、保存的、補綴的前処置が必要とされる。

補綴的前処置

1）支台歯の前処置
（1）レストシート形成（24ページ"レストシート"参照）
（2）ガイドプレーン形成

　ガイドプレーンとは、支台歯の義歯に接する面につくられた着脱方向に一致した平面である。レストシートに先立って形成される。その役割は次のとおりである。
① 義歯の機能時に支台歯に働く有害な側方力を減少させる。
② 義歯の着脱を容易にする。
③ 鉤腕の拮抗作用を確実にする。
④ 支台歯の不潔域（死腔）を少なくする。
⑤ 義歯の動揺に抵抗し、義歯を安定させる。

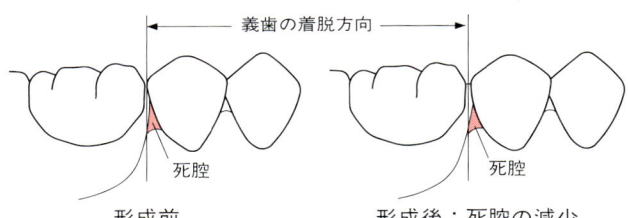

ガイドプレーンの形成

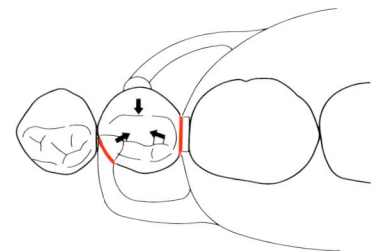

RPIバークラスプにおけるガイドプレーンとプロキシマルプレート

近心レスト（小連結子）、Ｉバー、プロキシマルプレート（隣接面板）の3点が支台歯に接触して把持効果を発揮する。

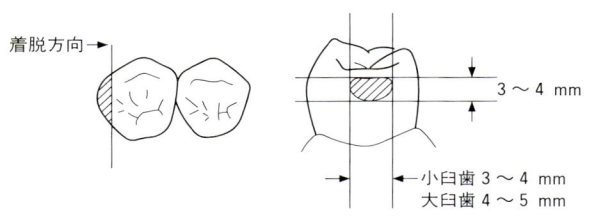

2）歯冠の形態修正
　支台歯の保護や適切な維持力が発現できるようにエナメル質を削除し、歯冠形態を修正する。
（1）サベイラインの修正
　クラスプの鉤腕を適切な形態にするために歯冠歯質を部分的に削除し、サベイラインを調整する。

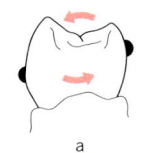 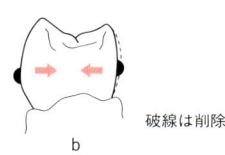

破線は削除前

aのように頬舌側のクラスプの高さが異なると、歯を傾斜させる恐れがあるので、bのように舌側の豊隆を修正し鉤腕の高さを一致させる。

咬合面よりの最大豊隆部周辺を削除し、歯頸部よりにサベイラインを移動させると鉤腕の走行は歯頸部に近づき、着力点が下がる。さらに、外観に触れる程度も減少し審美的にも良好になる。

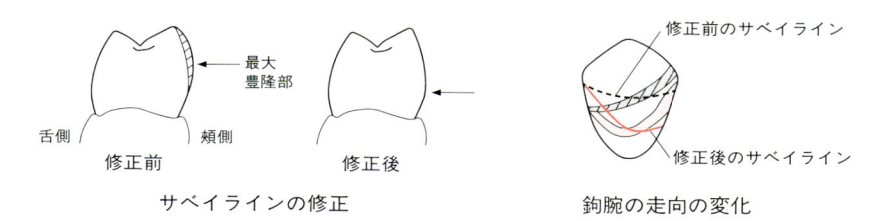

サベイラインの修正

鉤腕の走向の変化

(2) 傾斜、挺出、位置異常歯の修正

傾斜、位置異常歯はガイドプレーンの形成、サベイラインの修正と同様に行う。

挺出歯は模型上にて仮想咬合平面を想定し、挺出部分の咬頭を削合する。エナメル質内で行うが、量が多い場合は抜髄後、鋳造修復物にて改善することもある。

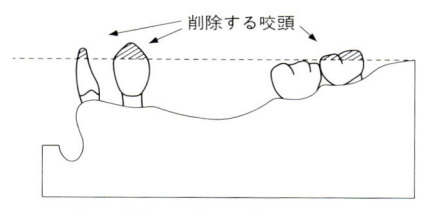

仮想咬合平面を想定し挺出歯を見いだす

(3) ディンプルの形成

支台歯に適切なアンダーカットがない場合、エナメル質をラウンドバーにて半球状に約0.2〜0.3 mm削除し、アンダーカットを形成する。

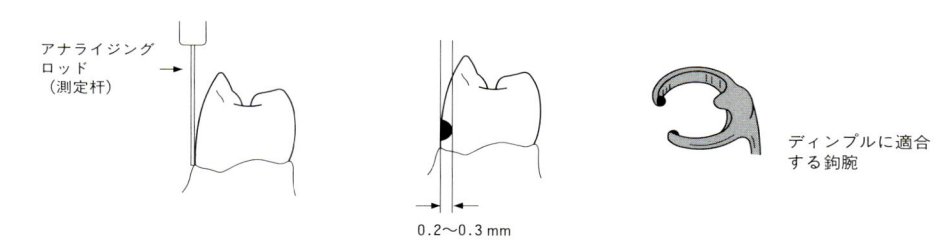

ディンプルに適合する鉤腕

3) 粘膜調整

床下粘膜に義歯による圧痕や慢性炎症などの異常がある場合、粘膜調整材を使用して粘膜を健康な状態に回復させる。

関連問題

Q1 6⎤78 欠損症例の補綴前処置として、5⎤の歯冠形態を修正した。削除部と削除目的との組み合わせで正しいのはどれか。3つ選べ。 (82, 86回 形式改編)

a 咬合面 ── 歯牙支持の活用
b 遠心面 ── 人工歯排列空隙の調節
c 舌側面 ── 誘導面の付与
d 頬側面 ── 最大豊隆部の修正
e 咬合面 ── ディンプルの形成

a	○
b	× 遠心面の削除はガイドプレーン形成のために行う
c	○
d	○
e	× ディンプルは通常咬合面には付与しない

＊解答　a, c, d

17 設計の基本的原則

設　計

　部分床義歯の支持、維持、安定を考慮し、支台装置と連結装置の選定、配置、義歯床の設計、咬合様式の付与を行う。義歯の設計は患者の正確な診査、診断のもとに歯科医師によってなされなければならない。

1．義歯の維持、安定を左右する要素

1）歯槽堤の形態（図1）
　幅が広く、高さが高く、被圧変位量が小さい歯槽堤は負担能力が大きい。

2）義歯床面積（図2）
　義歯床面積は大きいほうが維持、支持、安定が得られる。異物感との関係を考慮して決定する。

3）顎堤粘膜の状態（図3）
　被圧変位量は前歯部で大きく、臼歯部で小さい。とくにフラビーガムのある顎堤では義歯の安定が得にくい。

4）咬合関係
　上下顎の対合関係によって義歯の維持、安定は異なる。すれ違い咬合などでは支持、安定を得ることは難しい。

5）人工歯（図4）
　人工歯の排列位置が歯槽頂から大きくはずれた場合は義歯の安定が得にくい。人工歯咬合面の形態によっても左右される。

2．設計手順

　支台装置の選択とその配置、連結装置、義歯床の設計などにより義歯の維持、支持、均衡を求め安定を図る。
① 残存歯による支持（レスト）
② 顎堤による支持（義歯床）
③ 連結装置
④ 支台装置

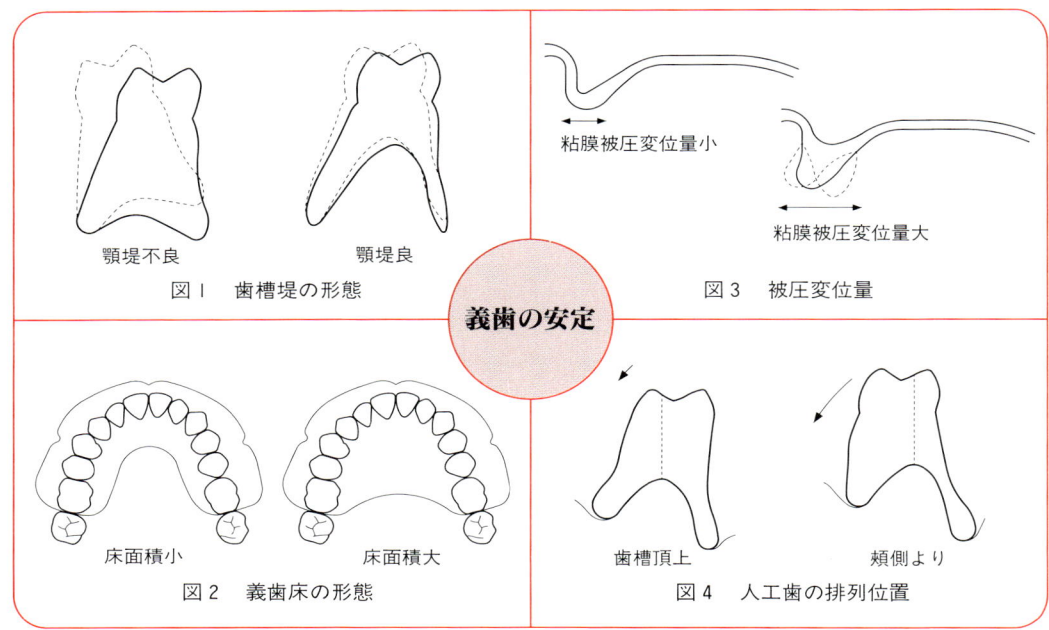

顎堤不良　　顎堤良
図1　歯槽堤の形態

粘膜被圧変位量小
粘膜被圧変位量大
図3　被圧変位量

義歯の安定

床面積小　　床面積大
図2　義歯床の形態

歯槽頂上　　頰側より
図4　人工歯の排列位置

(76,77ページ付録2,3参照)

3．義歯の負担様式と支台装置の関係

1）歯根膜負担義歯

少数歯の中間欠損のように機能圧の大部分を支台歯に負担させる形式であり、非緩圧型の支台装置を用いる。

エーカース鉤、非緩圧型のアタッチメントなどが用いられる。

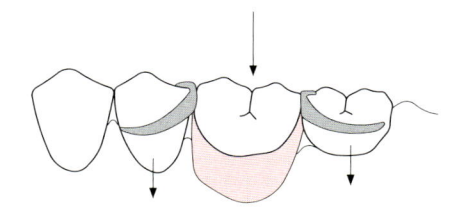

義歯の両端に支台装置があり、機能時における義歯の動揺を抑制しやすく、力の方向を垂直方向に規定しやすい。
・支台歯に十分な負担能力があることが前提となる。
・レストのないものでは支持力が不十分であり、歯根膜負担義歯とはならない。

2）歯牙粘膜負担義歯

ほとんどの部分床義歯が含まれるが、欠損状態により粘膜負担の割合が異なる。多数歯の中間欠損よりも遊離端欠損のほうが粘膜負担の割合が大きい。

粘膜負担の割合が大きくなればなるほど残存歯に期待できる負担能力は小さくなる。そのため機能圧が集中して負担過重とならないように支台装置の選択を行う必要がある。

バックアクションクラスプ、RPIクラスプ、緩圧型のアタッチメントなどが用いられる。

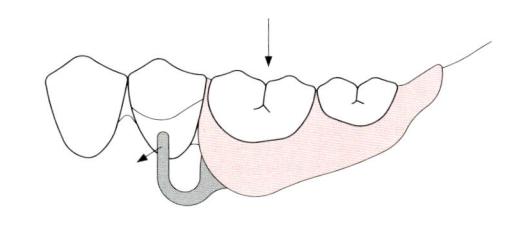

遊離端義歯は片持ちばりの状態であり、義歯床の動きが大きいことから、支台歯にとって有害な側方力が加わりやすい。そのため緩圧型の支台装置を用いて支台歯に加わる力を軽減する。

側方力の大きさは顎堤の形態、粘膜の被圧変位性、欠損部の長さなどによって左右される。

フラビーガム ─────●
骨が吸収したところへ増殖した軟組織で、加圧により大きな形態的変化を起こす。上顎前歯部が好発部位。

関連問題

Q1 部分床義歯の設計に当たり考慮すべき事項で正しいのはどれか。　(67回改)

(1) 粘膜負担性の多い義歯では床をなるべく大きくする。
(2) 欠損部顎堤の形態がよければ床面積を小さくできる。
(3) 孤立歯は齲蝕の発生が少ないので鉤歯に適している。
(4) 感染根管治療後の歯を鉤歯にしてはいけない。
(5) 遊離端義歯の鉤歯は隣在歯と連結したほうがよい。

　a (1), (2), (3)　　b (1), (2), (5)　　c (1), (4), (5)
　d (2), (3), (4)　　e (3), (4), (5)

(1) ○ 義歯床により支持を増大させる
(2) ○ 義歯の安定が得られるため
(3) ×
(4) × 適切な処理がされていれば問題にならない
(5) ○ 連結により負担が軽減できる

＊解答　b

Q2 部分床義歯の安定と関連のあるのはどれか。　(70回)

(1) 維持装置の配置
(2) 歯槽堤の形態
(3) 人工歯の排列位置
(4) 咬合力担面の形状

　a (1), (3), (4)のみ　　b (1), (2)のみ　　c (2), (3)のみ
　d (4)のみ　　　　　　e (1)〜(4)のすべて

(1) ○ 数と位置により安定性が異なる
(2) ○ 形態が良好だと安定が得られる
(3) ○ 頬側よりの排列では不安定になりやすい
(4) ○ 咬頭傾斜角により影響を受ける

＊解答　e

18 印象の種類、方法

印象（1）

部分床義歯の印象採得は、被圧変位量の大きく異なる残存歯と顎粘膜との両者を印象することが最大の特徴である。

1．解剖的印象と機能印象

部分床義歯の印象は、中間欠損のような歯根膜負担の場合は支台歯の解剖的印象が主体であり、遊離端欠損や少数歯残存症例のような粘膜負担の場合は機能印象が行われる。

1）解剖的印象
残存歯や顎堤などの解剖学的形態を、静止状態で記録する方法。
部分床義歯においては、残存歯を弾性印象材を用いて、精密な解剖的印象を行う。

2）機能印象
口腔内の機能を営んでいる状態を記録する方法。
顎堤周囲の筋の動き（義歯床辺縁部）や、機能時の粘膜の変位、変形（顎粘膜の咬合支持部）を記録する。

2．加圧印象と無圧印象

1）加圧印象
口腔の機能状態を人為的に再現し記録、印象を行う。
術者の手指圧や患者の咬合力を利用し顎堤粘膜を加圧する。通常、個人トレーを用いて行われる。

2）無圧印象
顎堤に変形を起こさないように印象を行う。
流動性の高い印象材を用いて粘膜とのスペースを大きくして印象する。

（78ページ付録4参照）

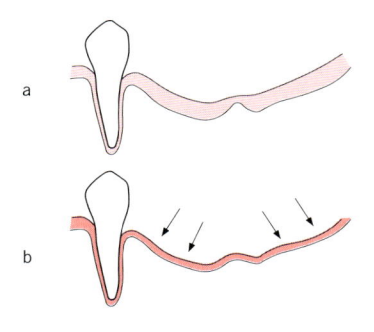

印象圧の差による顎堤粘膜の形態
a：無圧印象による粘膜面
b：加圧印象による粘膜面。粘膜に加わる荷重の均衡化、分散化が図れる。

3．個人トレー

患者個人の口腔内の形態に合わせて製作されたトレーで、通常、トレー用常温重合レジンを使用する。

1）利　点
① 辺縁部の筋形成を行い、機能時の辺縁形態の印象が行える。
② 均一な印象材の層により正確な印象が得られる。
③ 粘膜部分のスペーサーにより印象圧の調節が可能である。
④ 必要最小限の大きさであるため、印象材の量が少なく、患者の不快感も少ない。
⑤ 術者にとっては口腔内挿入時など印象操作が容易である。

2）個人トレーの製作方法

(1) トレーの外形線を記入する。筋形成が必要な部分にはコンパウンドの境界を設定する。

(2) 研究模型をサベヤーに取りつけ、トレーの着脱方向を決定する。

(3) アンダーカット部をワックスにてブロックアウトする。

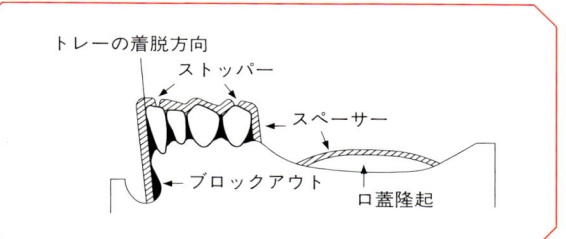

(4) 印象材の厚さを一定にするために、残存歯部にパラフィンワックスをおく。欠損部顎堤にはスペーサーをおかないが、骨隆起、フラビーガムなど、印象圧を調整する部分には適宜スペーサーをおく。
　残存歯咬合面の数か所にストッパーとしてスペーサーに穴をあけておく。

(5) トレー用レジンを圧接し、硬化後辺縁をトリミングする。

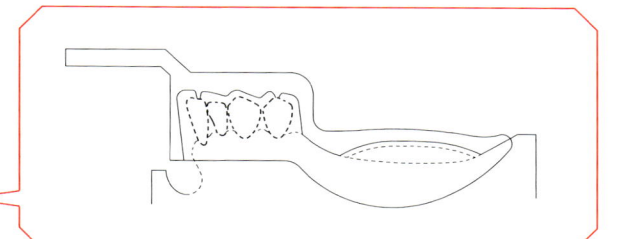

(6) 筋形成の必要な部分にコンパウンドを付与し、トレーを完成する。

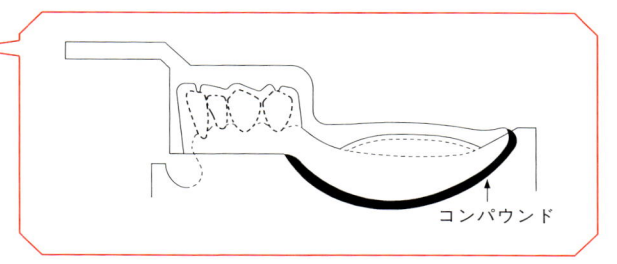

図中ラベル：トレーの着脱方向、ストッパー、スペーサー、ブロックアウト、口蓋隆起、コンパウンド

関連問題

Q1　部分床義歯製作に個人トレーを用いる場合の利点でないのはどれか。　70, 73回

a　模型の表面が緻密にできる。
b　圧のかかった印象がとれる。
c　印象材の厚さが平均化する。
d　印象採得の操作を容易にする。
e　模型の寸法精度がよくなる。

a　× 模型の表面性状はトレーとは無関係である
b　○ 粘膜部分のスペーサーの量により、加圧が可能である
c　○ 一定の厚みのスペーサーにより、印象材の厚さも平均化する
d　○ 必要最小限の大きさであるため、口腔内挿入など操作が容易になる
e　○ 印象材の量が少なく、均一であるため、寸法精度は向上する

＊解答　a

Q2　下顎遊離端義歯症例の連合印象法として誤っているのはどれか。　87回

a　残存歯部のトレー面に2〜3mmのスペースを与える。
b　負担域を広くするため粘膜に密接したトレーを用いる。
c　義歯の維持向上のため筋形成を行う。
d　一次印象にはコンパウンド系印象材を用いる。
e　二次印象にはラバー系印象材を用いる。

a　○
b　× 粘膜に密接したトレーを用いるのは加圧するためで負担域を広くするためではない
c　○
d　○
e　○

＊解答　b

19 オルタードキャスト、咬合圧印象

印象（2）

　オルタードキャストテクニックは、主として下顎遊離端義歯に用いられる印象法で、完成したフレームワークを用いて行う。
　咬合圧印象は、加圧印象の一種であり、咬合圧によって顎堤粘膜を加圧変形させて印象する方法で、咬合床や蠟義歯を用いて行う。

1．オルタードキャストテクニック（模型修正印象法）

1）目　的
　顎堤粘膜は残存歯の約10倍の被圧変位性がある。そのため両者を同じ圧で印象して義歯を製作すると、支台歯の負担が大きくなる。これを解消し残存歯と顎堤への圧の配分を均等にするため、残存歯部は無圧、顎堤粘膜は加圧して印象を行うことが必要となる。

2）特　徴
　選択的な加圧印象が行えることのほかに、種々な設計に応じた印象が行える特徴がある。
　メタルフレームの設計が異なると機能時に顎堤粘膜に加わる圧の状態が異なるため粘膜の形態に差が生じる。オルタードキャストテクニックでは完成したメタルフレームを使用するため、設計に応じた顎堤粘膜の状況が印象できる。

3）術　式
(1) 解剖的印象により残存歯、顎堤を印象し、作業模型を製作する。
(2) 作業模型上にてメタルフレームを完成する。
(3) メタルフレーム欠損部にレジンによるトレーならびに蠟堤を付与。
(4) 口腔内にてメタルフレームの試適、調整。
(5) 欠損部顎堤の機能印象。
　　機能運動を行わせ、咬合圧下で硬化させる。
(6) 作業模型の欠損部のみを切断除去。
(7) メタルフレームを作業模型に戻し、欠損部に石膏を注入し模型を完成する。
　以上の操作で、1回目の解剖的印象により残存歯部が、2回目の加圧印象により欠損部が印象、製作された複合の模型が完成する。

2．咬合圧印象

1）目　的
　口腔内で実際に生じる咬合圧を加圧方法として選択し、機能時における顎堤の形態を印象しようとするもの。

2）特　徴
(1) 手指による加圧と異なり、加圧の方向と大きさが機能時のものに近似している。
(2) トレーを保持するために手指を口腔内にいれる必要がないので、患者自身による十分な機能運動が行える。
(3) トレーが定位置におさまりやすい。
(4) 適正な顎位で咬合していることを確認する。
(5) 強く咬ませると下顎が偏位することがある。

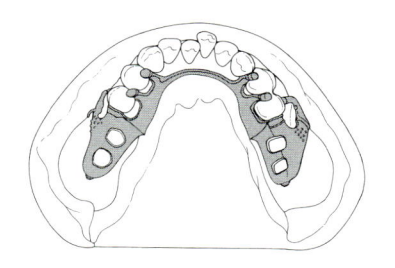

1 精密印象により作業模型を製作し、メタルフレームを完成させる。

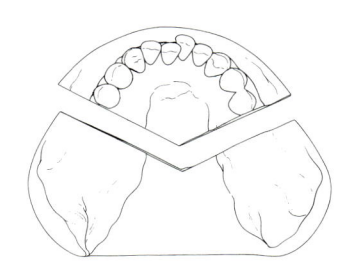

2 欠損部顎堤部分を切り離す。

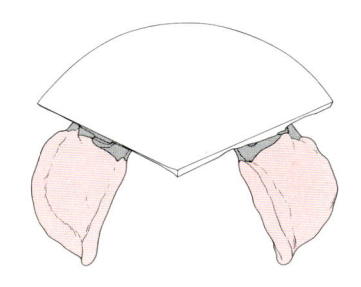

3 欠損部顎堤の機能印象を採得し、ボクシング後、欠損部に石膏を注入し、作業模型を完成させる。

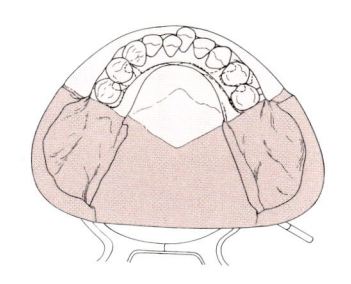

4 残存歯部の精密印象、顎堤部の機能印象の2つの印象から完成した作業模型。

関連問題

Q1 オルタードキャストについて正しいのはどれか。　79回

a 金属床義歯のメタルフレーム製作用につくられた模型
b 咬合器への着脱が容易、正確に行えるよう加工した模型
c 中間義歯の義歯床部分を機能印象により改造した模型
d 遊離端義歯の義歯床部分を機能印象により改造した模型
e 義歯床粘膜面の模型材を注入し、複製義歯製作用につくられた模型

a	×	耐火埋没材により製作された複模型のこと
b	×	スプリットキャストのこと
c	×	オルタードキャストは遊離端義歯に用いる
d	○	
e	×	

＊解答　d

Q2 遊離端義歯に応用される咬合圧印象について正しいのはどれか。　84回

(1) 咬合採得時には強い咬合圧によって上下顎の位置関係を得る。
(2) 支台装置や連結装置を組み込んだ咬合床で印象を行う。
(3) 咬合床をトレーとして床下粘膜の加圧印象を行う。
(4) 印象時に床縁部を筋形成して可動組織の運動を印記する。
(5) 印象後、模型表面の一層を削除して咬合床を模型に適合させる。

　a (1), (2), (3)　　b (1), (2), (5)　　c (1), (4), (5)
　d (2), (3), (4)　　e (3), (4), (5)

(1)	×	下顎が偏位することがある
(2)	○	より完成時に近い状態で行うことが望ましい
(3)	○	蠟義歯で行う場合もある
(4)	○	機能印象を行う
(5)	×	印象面はそのままにする

＊解答　d

20 咬合採得の種類

咬合採得（1）

咬合採得とは中心咬合位を三次元的に記録するとともに、咬合平面、欠損部歯列の回復程度を決定する操作をいう。

1. 咬合採得の種類

1）残存歯が多く、上下顎の模型同士で咬合が安定する症例
   シリコーン、ワックスなどを用いてチェックバイトを採得する。
2）遊離端欠損症例や、残存歯による咬頭嵌合位が不確実な症例
   咬合床により咬合採得を行う。
3）上顎前歯の多数歯欠損症例
   歯列、顔貌の回復程度を決定するため、上下顎の模型同士で咬合が安定する場合でも咬合床が必要である。

2. 咬合床

咬合床は基礎床と咬合堤からなる。沈下、水平移動など咬合床の移動を防ぐ設計が必要である。

1）基礎床
   トレー用レジンやシェラック板で製作する。外形は完成義歯に準ずる必要はなく、維持、安定が図れるように設計する。
2）咬合堤
   ワックスで製作する。その平均的な高さは下図に示す。
   (1) 臼歯部中間欠損症例
      残存歯の辺縁隆線の高さ
   (2) 前歯部中間欠損症例
      切縁の高さ
   (3) 遊離端欠損症例
      咬合堤の遠心端は、下顎の場合は臼後隆起の2/3を被覆する高さ、上顎の場合は上顎結節より5〜7 mmの高さとし、近心端は前歯部切端、臼歯部辺縁隆線を結んだ仮想咬合平面の高さに一致させる。

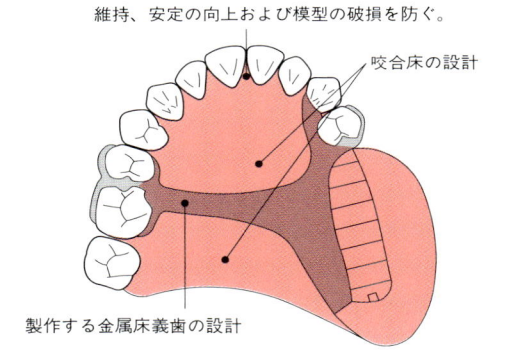

残存歯にワックスで接触させ、咬合床の維持、安定の向上および模型の破損を防ぐ。

咬合床の設計

製作する金属床義歯の設計

咬合床は安定を図るため完成義歯より大きく設計する。

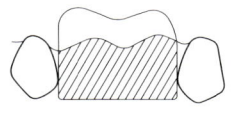

前歯義歯　　中間義歯　　上顎遊離端義歯　　下顎遊離端義歯

咬合堤の高さ

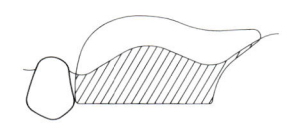

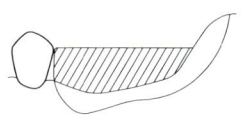

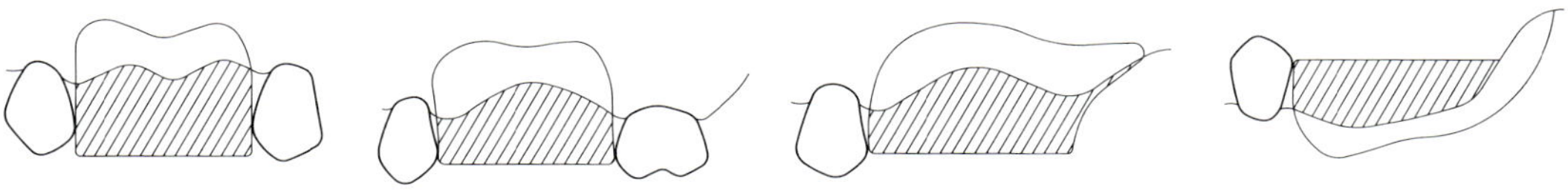

3．中心咬合位の記録

咬合堤を十分に軟化して、弱い力で咬合させることが重要である。咬合床を用いて咬合採得ができたら、これを介して上下顎の模型を咬み合わせ、口腔内での咬合状態と比較して確認する。

4．咬合採得の誤り

咬合堤の軟化が不十分な状態で咬合させると、欠損部の顎堤をその被圧変位性から過度に圧迫してしまう。このような状態のものを作業模型上に戻すと、模型上の欠損部粘膜には被圧変位性がないため、咬合器装着が高くなってしまう。とくに、遊離端欠損症例では図に示すように遠心に向かってくさび状に咬合が高くなり、見誤りやすい。

その他、上顎結節部や臼後隆起部などの後方の部分が対合歯と接触しているような場合は、咬合床が変位したり、患者が前方位で咬合しやすいので注意が必要である。

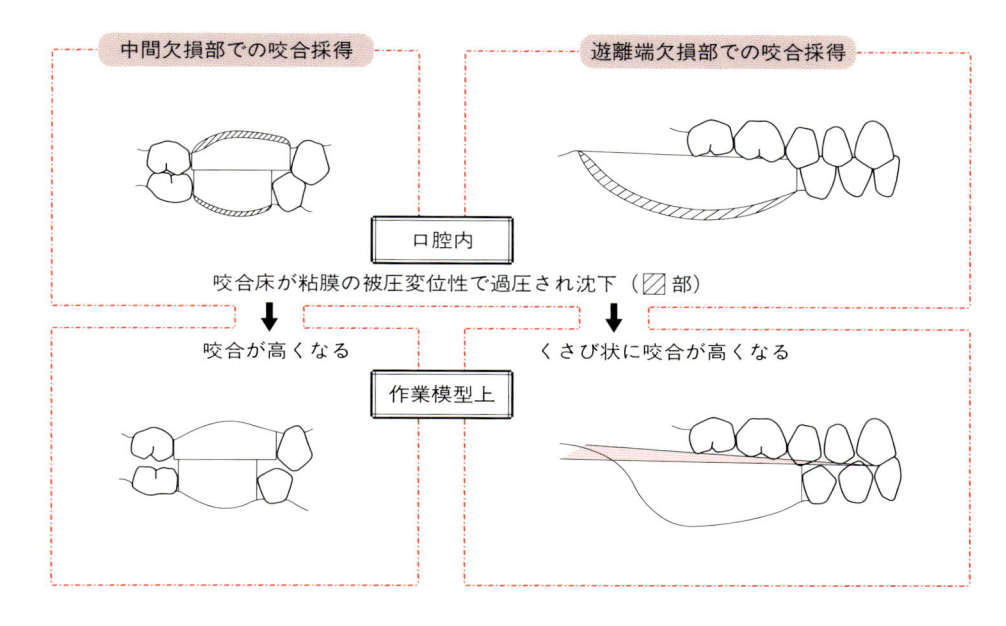

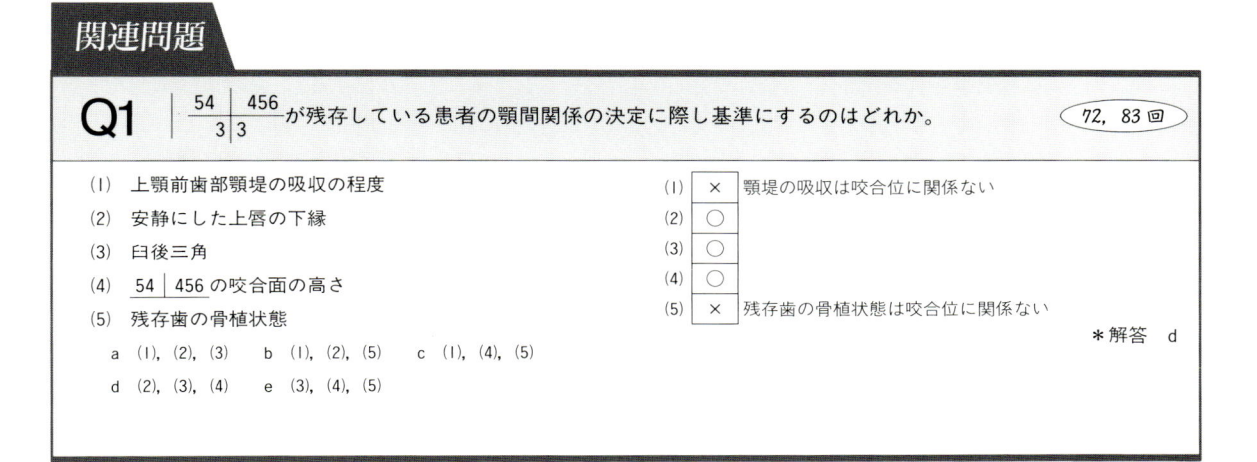

| 中間欠損部での咬合採得 | 遊離端欠損部での咬合採得 |

口腔内

咬合床が粘膜の被圧変位性で過圧され沈下（▨部）

咬合が高くなる　　　くさび状に咬合が高くなる

作業模型上

チェックバイト法 ─────●
咬頭嵌合位や中心位で下顎を保持させ、ワックスなどの記録材を上下顎歯の咬合面間や咬合床の咬合堤間で硬化させ、上下顎関係を記録する方法。

関連問題

Q1 $\frac{54|456}{3|3}$ が残存している患者の顎間関係の決定に際し基準にするのはどれか。　72，83回

(1) 上顎前歯部顎堤の吸収の程度　　(1) × 顎堤の吸収は咬合位に関係ない
(2) 安静にした上唇の下縁　　　　　(2) ○
(3) 臼後三角　　　　　　　　　　　(3) ○
(4) $54|456$ の咬合面の高さ　　　　(4) ○
(5) 残存歯の骨植状態　　　　　　　(5) × 残存歯の骨植状態は咬合位に関係ない

a (1), (2), (3)　　b (1), (2), (5)　　c (1), (4), (5)
d (2), (3), (4)　　e (3), (4), (5)

＊解答　d

21 咬合採得（2）
垂直的・水平的顎位

対合接触のない少数歯残存症例においては、無歯顎の咬合採得に準じ、咬合床を用いて垂直的、水平的な顎位を決定しなければならない。

1．咬合採得の手順

1）上顎咬合床の修正
　上唇の豊隆や前歯切縁の位置を決定し、次いで仮想咬合平面を決定する。

　上顎の咬合堤は前歯部において、上唇の豊隆度合いを審美的に回復し、咬合堤の高さを決定する。一般には上唇下縁の高さに一致させる。次いで、臼歯部の咬合堤を修正し、仮想咬合平面を決定する。全部床義歯の咬合採得に準じてCamper平面（鼻聴道線）に平行に定める。

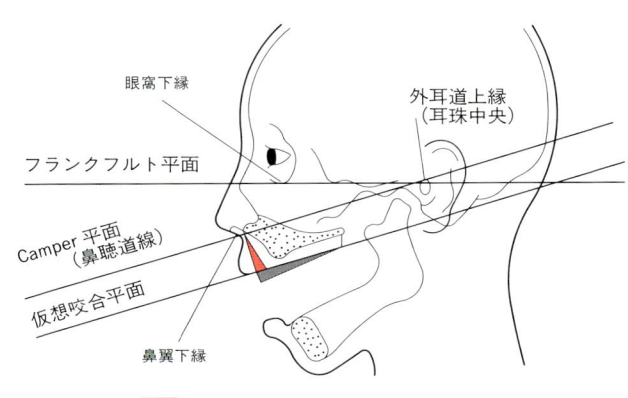

　■：仮想咬合平面を鼻聴道線と平行に調整
　■：前歯部上唇の豊隆度合いを調整

2）咬合高径の決定
　形態学的および機能的な方法を用いて咬合高径を決定する。
3）上顎咬合床と下顎残存歯の咬合
　定めた咬合高径を基準に、下顎残存歯の圧痕を上顎咬合床の咬合堤に印記する。
4）下顎咬合床の修正
　下顎咬合床の咬合堤を修正し、上顎咬合床と咬合させる。
5）模型上での確認
　上下咬合床を作業模型上に戻し、口腔内と同様に咬合することを確認する。

2．咬合平面の臨床的決定法

解剖学的特徴および診査により決定する。
　① Camper平面（鼻聴道線）
　② 臼後隆起
　③ 上下歯槽弓の間隙の中央
　④ 舌背の高さ
　⑤ 頭部エックス線規格写真
　⑥ 審美的要素：前歯切縁は上唇に接するか、やや長い程度
　⑦ Speeの彎曲、Monson球面

3．咬合高径の決定法

1）形態学的な方法

(1) 顔面計測法を利用

Willisによると下顎安静位においては、瞳孔から口裂までの距離（A）は、鼻下点からオトガイ底までの距離（B）に等しい（男：65～70 mm、女：50～65 mm）。これをバイトゲージにて計測する。

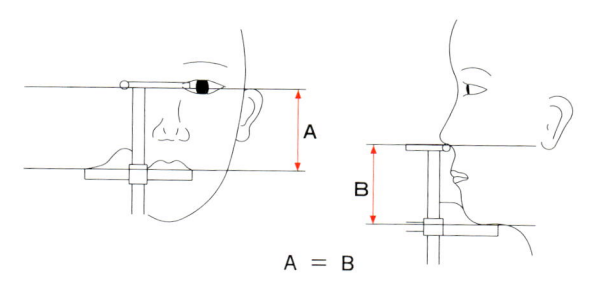

バイトゲージによる咬合高径の決定
（顔面計測法：下顎安静位利用法）

(2) 顎関節エックス線写真を利用

咬合床を咬合させたときの関節窩内の顆頭の位置を観察し、定めた咬合高径の正否を判定する。

(3) 使用中の義歯を利用

旧義歯装着時の顔貌から、その咬合高径の正否を判定し、新義歯の咬合高径の決定の参考とする。

(4) 舌背の高さを利用

舌背の高さは咬合平面とほぼ一致する。

2）機能的な方法

(1) 安静空隙量を利用

安静空隙量は前歯部で平均2～3 mmであり、次の式が成立する。

咬合高径 ＝ 下顎安静位における顎間距離 － 安静空隙量

これによりバイトゲージを用いて計測する。

(2) 発音、嚥下運動を利用

S音、M音発音時に適切な咬合高径が与えられているか診査する。すなわち、S発音時の最小発音空隙、M発音時の上、下唇接触（下顎安静位に相当）などである。
また、嚥下運動の最後にとった下顎位が中心咬合位付近にあることを利用する。

(3) 咬合力を利用

下顎安静位付近で最大咬合力が発揮される。すなわち、最大咬合力を測定すれば、咬合高径が決定できる。

いずれの方法を利用するにしても、咬合高径の診断が難しい症例では診断用義歯を用いてから、本義歯を製作する必要がある。

Speeの彎曲 —⊙— Speeは（1890）円弧の中心が眼窩内にあって、円弧の延長線は顆頭の前縁を通ると考えた。

Monson球面 —⊙— Monson（1920）は前後および側方の歯牙彎曲の両者を含む咬合彎曲を示し、下顎各歯の植立方向を延長すると、延長線は1点で交わり、各切端、咬頭頂はこれを中心とする半径4インチの球面に接するとした。

関連問題

Q1 対合接触歯のない少数歯残存症例の咬合高径の決定に関して参考になるのはどれか。 〔80回〕

(1) 安静時の鼻オトガイ間距離
(2) 旧義歯の咬合状態
(3) ゴシックアーチ
(4) 残存歯の動揺度
(5) 側頭筋の触診

a (1), (2)　b (1), (5)　c (2), (3)
d (3), (4)　e (4), (5)

(1)	○	鼻オトガイ間距離から安静位法を用いて咬合高径を決定できる
(2)	○	旧義歯からの情報は新義歯の咬合高径の参考にできる
(3)	×	ゴシックアーチは垂直的な顎位の決定後に水平的な顎位の診断に用いる
(4)	×	残存歯の動揺度は咬合高径の決定には直接関係はない
(5)	×	強く咬合したときの側頭筋付着部の筋攣縮による膨隆を触知して水平的な顎位の診断ができる

＊解答　a

22 サベヤー　製作（1）

サベヤーとは、義歯の設計に際して、模型上で残存歯および顎堤の相対的な平行関係を調べ、機械的にその形態を解析するもので、部分床義歯の設計、製作には必須の装置である。

1．役割

① 義歯の着脱方向を決定する。
② クラスプの外形線を指導する。
③ 義歯床およびバーの外形線を指導する。
④ アンダーカットを測定し、鉤尖の位置を決定する。
⑤ 義歯の着脱を妨げるアンダーカットを修正する。
⑥ アタッチメントなどの平行性を測定する。
⑦ 支台歯になるクラウンのワックスパターンをサベイングし、ふさわしい歯冠形態を与える。

非可動性サベヤー

2．構造

本体、模型台、各種付属品からなる。
測定部である水平腕が可動性を有する可動性サベヤーと、水平腕は可動性をもたず、模型台を動かすことによって操作する非可動性サベヤーがある。

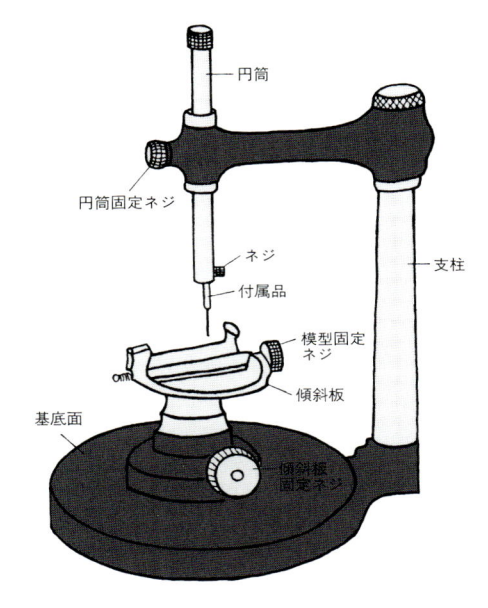

3．付属品

1）アナライジングロッド（測定杆）

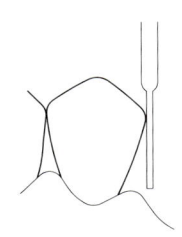

アンダーカットの目測に際して用い、義歯の着脱方向を決める。

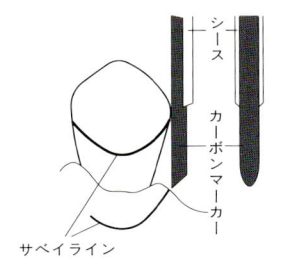

2）カーボンマーカー

模型上に指導線（サベイライン）を描記するための炭素棒。

3）シース

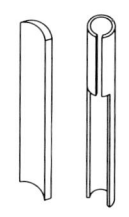

カーボンマーカーの補強鞘で、破折防止に用いる。

4）アンダーカットゲージ

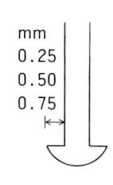

mm
0.25
0.50
0.75

アンダーカット量を水平的に測定するもので、0.25、0.50、0.75 mm の3種がある。

5）ワックストリマー

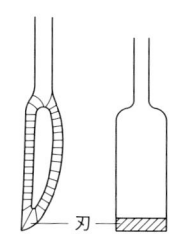

刃

ブロックアウトのとき、余剰のワックスを削除、修正するため用いる。

6）テーパートゥール

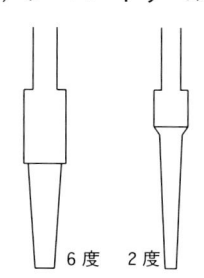

6度　2度

ワックストリマーと同様に用いる。2度と6度の2種があり、中間義歯部に用いる。

関連問題

Q1　次の組み合わせで誤っているのはどれか。　(74回)

a	アナライジングロッド ── 義歯着脱方向	○
b	アンダーカットゲージ ── 鉤　尖	○
c	ワックストリマー ──── ブロックアウト	○
d	テーパートゥール ──── 床外形線	○
e	カーボンマーカー ──── レストシート	× レストシートの設定には関係ない

＊解答　e

Q2　部分床義歯製作の際サベヤーの操作について適切な順序はどれか。　(72, 78回)

(1) サベイラインを描記する。
(2) ワックストリマーを使用する。
(3) 義歯の着脱方向を決定する。
(4) 測定桿を用いてアンダーカットを目測する。
(5) アンダーカットゲージで鉤尖の位置を決める。

a　(1)→(2)→(3)→(4)→(5)　　b　(1)→(3)→(4)→(5)→(2)
c　(3)→(1)→(4)→(2)→(5)　　d　(3)→(4)→(2)→(5)→(1)
e　(4)→(3)→(1)→(5)→(2)

a	×
b	×
c	×
d	×
e	○ 測定杆(桿)による目測からはじめる

＊解答　e

23 サベイング　製作（2）

サベイングとは義歯の設計を行う際に、残存歯および顎堤の最大豊隆部を模型上に描記することである。

1．目的
残存歯の形態が支台歯として適切であるかの判定、支台装置の選択、床外形線の決定などを行うために必要不可欠である。

2．方法
サベヤー（48ページ"サベヤー"参照）を用いる。

1）義歯の着脱方向の決定
咬合平面に対しほぼ垂直とするが、次の点を考慮して、模型を多少傾斜させ義歯の挿入方向をアナライジングロッド（測定杆）を用いて目測し、決定する。
① 維持力に優れ、どの支台歯にも理想的な形態の鉤外形線が描記される方向であること。
② 顎堤に義歯の着脱を妨げるアンダーカットが生じない方向であること。
③ 患者自身による着脱が容易な方向であること。

2）サベイラインの描記
支台歯および顎堤に描記された最大豊隆部を連ねた線をサベイライン（最大豊隆線）という。模型の傾斜により変化するので、解剖学的最大豊隆部とは異なる。
カーボンマーカーを軽く歯面に押し当てると同時に先端を歯肉上に当て、双方に指導線を描く。次に義歯の着脱を妨げる顎堤の部分についても歯面と同様に行う。

3）鉤尖の位置決定
選択したクラスプに望ましいアンダーカットゲージ（0.25、0.50、0.75mm）を用いて、鉤尖の位置決定を行う。

4）等高点（トライポット）の記入
義歯の着脱方向を記録するための基準点であり、取りはずした模型をサベヤーに再装着する場合に利用する。
着脱方向決定後に、作業模型上のなるべく遠く離れた同一水平面の3点を描記する。

3．サベイラインと支台歯

1）咬合円錐（歯冠円錐）
歯冠のサベイラインで区別される咬合面側の非アンダーカット部分をいう。
おもに義歯の支持に利用される。

2）歯肉円錐（歯根円錐）
歯冠のサベイラインで区別される歯頸部側のアンダーカット部分をいう。
おもに義歯の維持に利用される。

3）ファーゾーン
支台歯の欠損側から遠い部分のアンダーカット域をさす。

4）ニアゾーン
支台歯の欠損側に近い部分のアンダーカット域をさす。

模型の傾斜とサベイライン

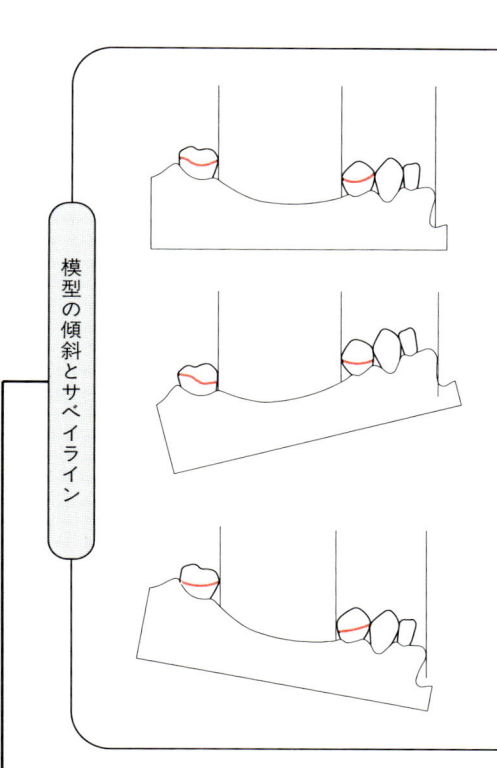

着脱方向を咬合平面とほぼ垂直にすると、小臼歯、大臼歯ともにニアゾーン、ファーゾーンに均等にサベイラインが描かれる。

模型前方を上げると前方から義歯を挿入する形となる。小臼歯ではファーゾーンの、大臼歯ではニアゾーンのアンダーカットが少なくなる。
前歯欠損部の顎堤はアンダーカットがなくなり、歯肉頬移行部まで床縁の延長が可能である。

模型後方を上げると後方から義歯を挿入する形となり、患者自身による着脱が困難になる。支台歯の近心部分と前歯欠損部顎堤にアンダーカットが多く発現する。

サベイラインと支台歯

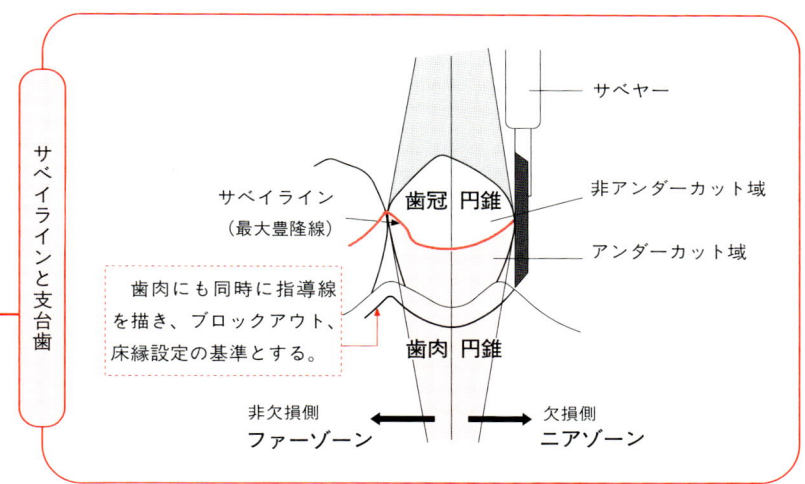

- サベヤー
- サベイライン（最大豊隆線）
- 歯冠 円錐
- 非アンダーカット域
- アンダーカット域
- 歯肉 円錐

歯肉にも同時に指導線を描き、ブロックアウト、床縁設定の基準とする。

非欠損側 ← ファーゾーン　　欠損側 → ニアゾーン

関連問題

Q1 部分床義歯の製作過程でサベイングが必要なのはどれか。　79回

(1) 研究模型を用いて行われる治療計画の検討
(2) 個人トレー製作のための模型のブロックアウト
(3) ワイヤークラスプの鉤尖を適合する位置決定
(4) 上顎金属床義歯のfinish lineの位置決定
(5) 耐火性模型へのリンガルバー外形線の記入

a (1), (2), (3)　　b (1), (2), (5)　　c (1), (4), (5)
d (2), (3), (4)　　e (3), (4), (5)

(1)	○	支台歯や支台装置の選択、床外形線、形態修正の必要な歯牙の検討などが行われる
(2)	○	サベイングによりブロックアウトを行わなければトレーの挿入が困難になったり模型の破損が起こる
(3)	○	鉤尖はサベイラインを基準に決定する
(4)	×	フィニッシュラインは金属とレジンの境なので、サベイラインの影響を受けない
(5)	×	リンガルバーの外形線は作業模型上にて決定する

＊解答　a

製作（3）

24 金属床義歯

　金属床義歯とは、床あるいは連結装置、支台装置など義歯の主要部分が金属で構成されているものである。一般には一塊鋳造法（ワンピースキャスト）により製作されたものをさし、一体となった金属の骨格をメタルフレーム、またはフレームワークという。

1．利　点

① 強靱で、破損、変形、たわみが少ない。
② 合理的な設計と製作が可能である。鋳造であるため厚さ、幅、形態などの自由度が大きい。
③ 床を薄くできるので異物感が少ない。
④ 熱の伝導性がよい。──装着感もよく味覚障害も少ない。
⑤ 吸水性が少ないため、衛生的で体積変化も少ない。
⑥ 適合性がよい。──レジン床義歯の重合収縮より、金属床義歯の鋳造収縮による変形量は少ない。
⑦ フレームワークを用いて機能印象ができる。

2．欠　点

① 修理、改床の操作が困難な場合がある。
② 義歯の重量が重くなり維持に問題を生じることがある。
③ 高価である。

3．構　造

　欠損部顎堤における鋳造床の形態によって次の4種類に大別する。（▨は金属部分）

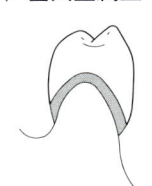

1）全面金属型
　　顎堤粘膜と接する面が全面金属のもの

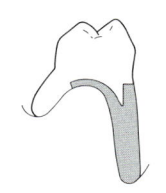

2）一部レジン型
　　顎堤粘膜の大部分、歯槽頂付近までが金属と接し、頰側または舌側の一部がレジンと接するもの

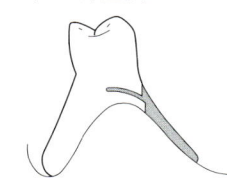

3）一部金属型
　　顎堤粘膜の大部分がレジンと接し、口蓋側または舌側の一部が金属と接するもの

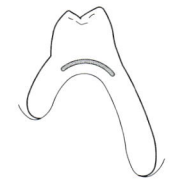

4）全面レジン型
　　顎堤粘膜と接する面が全面レジンのもの

4. 金属床義歯とレジン床義歯の比較

	金属床義歯	レジン床義歯	備考
強　度	○	×	
組織親和性	○	×	金属アレルギー（Ni、Co）
装着感	○	×	
設計の自由度	○	×	
修理、リライニング	×	○	
製　作	×	○	
適　合	○	×	
比　重	×	○	チタン（Ti）は比重が小さい
吸水性	○	×	
熱伝導性	○	×	
経済性	×	○	

（78ページ付録5参照）

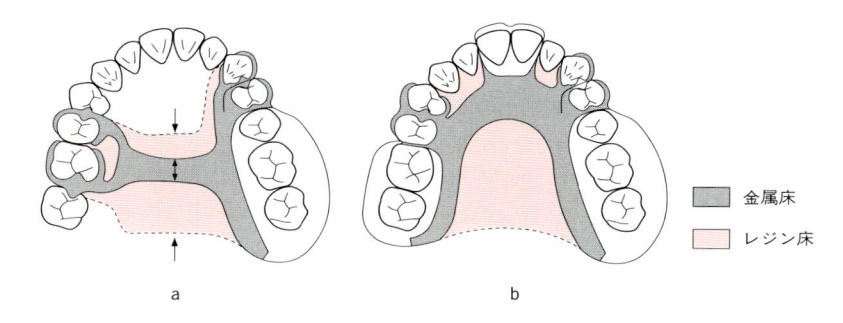

a、bのように金属床義歯は強度が大きいため義歯全体を薄く小さくできる。

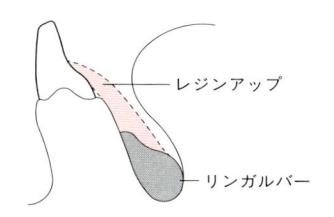

― レジンアップ
― リンガルバー

関連問題

Q1 スケルトンタイプデンチャーの利点で誤っているのはどれか。　70, 75回　形式改編

a　発音障害が少ない。
b　維持装置、連結装置などの同時製作ができる。
c　口腔感覚の阻害が少ない。
d　義歯全体を小さくすることができる。
e　リライニングが容易である。

a	○	床を薄くできるので障害を起こしにくい
b	○	連結装置、支台装置、床などを一塊として鋳造製作を行う
c	○	厚さ、幅、形態を自由に設計でき、熱の伝導性がよいので感覚の阻害が少ない
d	○	強靱であるので義歯を小さくすることができる
e	×	一般に金属床義歯は修理、リライニングが困難である

＊解答　e

25 金属床義歯の構造
製作（4）

　　金属床義歯は一般的にはワンピースキャストによるメタルフレームワークをもったものをさし、金属にはコバルトクロム合金、金合金、チタンなどが用いられる。また、レジン床義歯にはみられない特別な構造をもつ。

1．フィニッシュライン

　フィニッシュラインとは、義歯表面に表れる金属部とレジン部の境界線をいう。
1）問題点
　① 機能時に応力の集中が起こりやすい。
　② 温度による膨張率の差や繰り返し加重によりレジンの剥離や破折が起こりやすい。
　③ 剥離や破折の結果、色素や食物残渣が浸透して不潔になりやすい。
　これらの欠点を補い、金属とレジンを円滑に移行させるため、金属部にステップ（これをフィニッシュラインと呼ぶ）を付与する。
2）フィニッシュラインの設計
　（1）内側フィニッシュライン
　　　　➡義歯床の粘膜面側に位置するもの
　　内側フィニッシュラインは、顎堤の吸収による義歯の不適合に対し、リライニングによる回復を考慮した部位をレジンとするように設計する。
　（2）外側フィニッシュライン
　　　　➡義歯床の筋圧面側に位置するもの
　　外側フィニッシュラインは、欠損部顎堤の形態回復を行うよう歯肉形成された外形に設計される。

　内側フィニッシュラインと外側フィニッシュラインは一致する必要はなく、応力集中に対する強度の確保のため約1mm以上ずらして設計する。
　設計の表示においては内側フィニッシュラインを点線、外側フィニッシュラインを実線と区別して表記する。
　現在では専用のプライマーが開発されており、機械的結合と併用して、金属とレジンを化学的に結合し、より強固なものとすることができる。

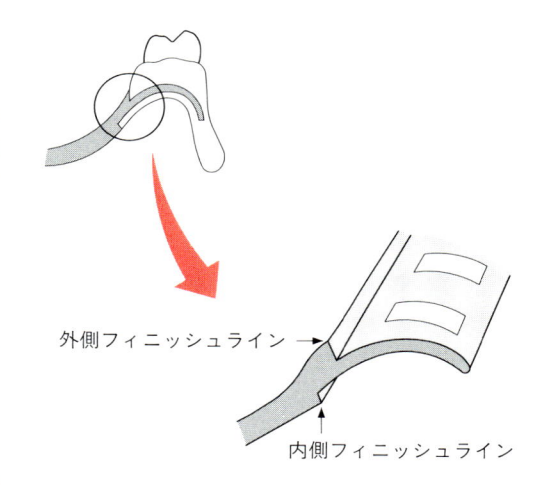

2．維持格子

　維持格子とは、メタルフレームにおいて床用レジンを結合させるための構造で格子型、網目型、スケルトン型などがある。
　目　的：床用レジンとの機械的結合

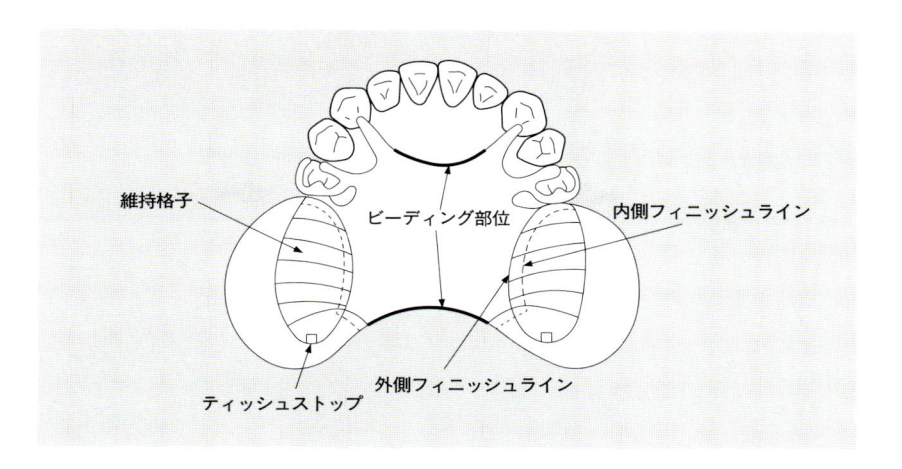

3．ビーディング

ビーディングとは、完成したメタルフレーム辺縁にできた高まりで、作業模型上にて0.3〜0.5 mmの溝を形成して製作する。主として上顎義歯の口蓋側において、パラタルバーやプレートの外形に沿って設定される。

目　的：適合性、辺縁封鎖性の向上

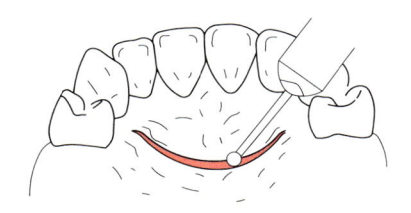

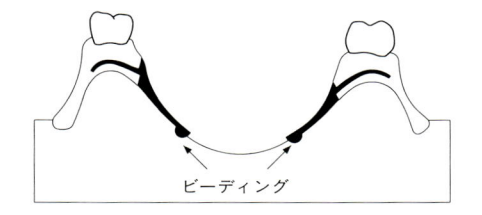

4．ティッシュストップ

ティッシュストップとは、遊離端義歯症例のメタルフレームにおいて、維持格子の最後方部分で作業模型と接する突起をいう。

目　的：レジン填入時の維持格子の変形や沈下の防止

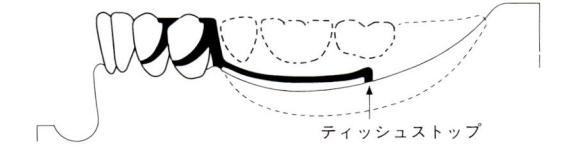

関連問題

Q1 鋳造鉤製作のため作業模型の鉤歯に施される処置はどれか。　87回

a　リリーフ
b　ビーディング
c　ブロックアウト
d　ポストダミング
e　ティッシュストップ

a	×
b	×
c	○　作業模型にブロックアウト後耐火模型を製作する
d	×
e	×

＊解答　c

26 模型の処置

製作（5）

完成義歯が口腔内に正しく装着されるためには、義歯製作に当たって作業模型上に処置をほどこして口腔内にて義歯装着を妨げる部位を修正する必要がある。

1．義歯の着脱性

完成した義歯の着脱を妨げる要因
① 印象採得のミス
② 不適当な設計
③ 作業模型の修正が不十分
④ 重合時の変形
⑤ 作業模型の損傷

2．ブロックアウト

ブロックアウトとは、義歯の着脱方向に対して生じる不必要なアンダーカットを作業模型上で閉塞することである。

1）ブロックアウトの対象となる部位
① 支台歯隣接面のアンダーカット
② 残存歯舌側のアンダーカット
③ 上顎結節部のアンダーカット
④ 唇頬側顎堤のアンダーカット

2）材　料
ワックス、石膏、セメントなどが用いられる。

3）方　法
模型上のサベイラインの下部にブロックアウトの材料を盛り上げ、サベヤーにテーパートゥールやワックストリマーをつけて義歯の着脱方向に合わせて形成する。

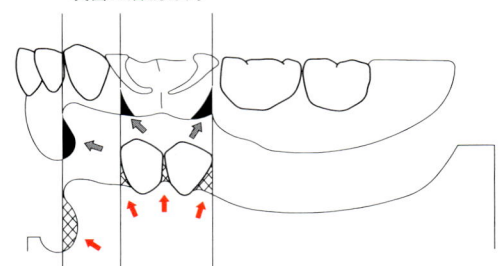

⇐ ：ブロックアウトを行わないと義歯の着脱が困難
⇐ ：ブロックアウトする部位

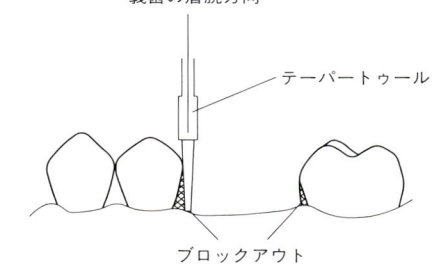

ブロックアウトの模式図

3. リリーフ

リリーフとは、義歯を支持する欠損部顎堤粘膜に被圧変位量が小さい部位がある場合や部分的に保護を必要とする場合などに、粘膜面と義歯との間に間隙を設定する処置である。

1) リリーフの対象となる部位
   ① 口蓋隆起、下顎隆起
   ② 骨鋭縁
   ③ 比較的新しい抜歯窩

2) 処置法
   作業模型上にてリリーフを必要とする部位に、スズ箔や絆創膏を所定の厚さに貼付する。リリーフ量は周囲との被圧変位量の差により 0.2〜0.5 mm とする。

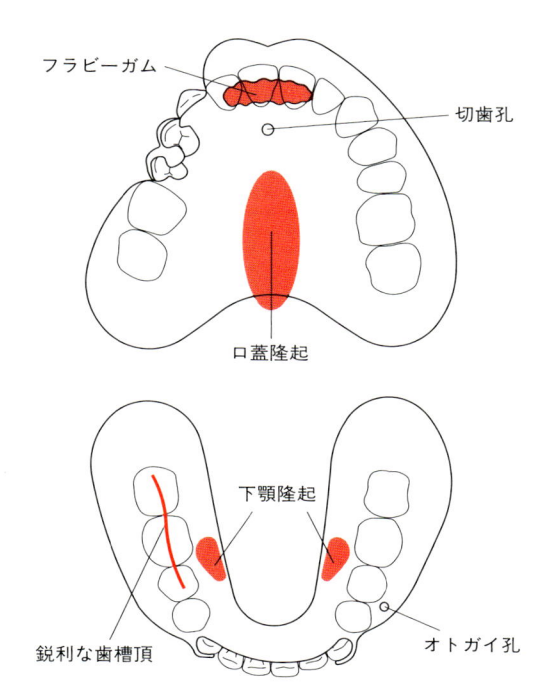

（上顎図：フラビーガム、切歯孔、口蓋隆起）
（下顎図：下顎隆起、鋭利な歯槽頂、オトガイ孔）

リリーフを必要とする部位

関連問題

Q1 金属床による遊離端義歯の製作に当たって作業模型上で行わないのはどれか。 84回

a 鉤歯の隣接面部のブロックアウト — ○
b 鉤歯の歯頸部のトリミング — × 埋没法によるが必ずしも必要ではない
c 大連結子辺縁のビーディング — ○
d 維持格子部のリリーフ — ○
e 維持格子部のティッシュストップ — ○

＊解答 b

Q2 部分床義歯製作に際し、模型のブロックアウトが必要なのはどれか。2つ選べ 78, 86回 形式改編

a 支台歯の欠損側隣接面 — ○ 支台歯の欠損側隣接面のアンダーカットはブロックアウトが必要
b 義歯床が接する歯面 — ○ 義歯床が接する歯面のアンダーカットはブロックアウトが必要
c 支台歯以外の残存歯の頬側面 — × 支台歯以外の残存歯の頬側面は義歯の着脱には直接関係ない
d 残存歯の唇・頬側歯槽部 — × 残存歯の唇・頬側歯槽部は義歯の着脱には直接関係ない
e 下顎隆起 — × ブロックアウトではなくリリーフを行う

＊解答 a, b

27 人工歯の選択、排列

製作（6）

　　部分床義歯に用いられる人工歯は、一般的には全部床義歯と同じく既製品を用いる。しかし、残存歯が存在するため、部分床義歯の特異性が存在する。

1．人工歯選択
　前歯部では主として審美性に、臼歯部では機能的な要素に重点をおいて選択する。
1）人工歯の所要条件
① 外観的に優れている（色、形、透明性において天然歯と調和する）。
② 義歯床用材料との結合が強固である。
③ 咬合力で破損しない強度が必要である。
④ 耐磨耗性を有する。
⑤ 技工の便宜上、可削性が必要である。

2）人工歯の種類と特徴

	レジン歯	硬質レジン歯	陶歯	金属歯
外観	△	○	○	×
床との結合	○	△	×	△
強度	△	△	×	○
耐磨耗性	×	△	○	○
可削性	○	△	×	△
機能性	△	○	○	○

　レジン歯は耐磨耗性は劣るが、可削性に優れているため、対合歯の挺出などにより十分な排列スペースが得られない症例や、咬合位が不安定で調整量が大きい症例などに適用する。

3）人工歯の選択
（1）前歯部の選択
　① 前歯部に残存歯がある場合
　　　残存歯とほぼ一致する色、形、大きさのものを選択する。このため既製品にはモールドガイド、シェードガイドが用意されている。
　② 前歯部に残存歯がない場合
　　　全部床義歯に準じる。また、対合歯、SPA 要素を参考に選択する。
（2）臼歯部の選択
　① 大臼歯部
　　　必ずしも残存歯と形、大きさを一致させる必要はない。ただし、中心咬合位での垂直的顎位の安定性を確実にする必要がある。上下的な排列間隙が狭く、普通の厚みの人工歯が排列困難な場合は金属歯を用いる。
　② 小臼歯部
　　　審美性を考慮して、隣接する近心天然歯と歯頸線が調和するような歯冠長の人工歯を選択する。

2．人工歯排列

1）前歯部の排列

(1) 上顎6前歯すべてを補綴する場合：上顎全部床に準じて排列する。
(2) 上顎前歯が数歯残存している場合：反対側同名歯と対称的に排列することが望ましい。
   ① 残存歯が欠損部に傾斜し、欠損空隙の近遠心径が縮小されている場合
      → 正中を基準として側切歯、犬歯の遠心面を削合して排列するか、不正排列にして調整する。
   ② 歯列の正中は顔の正中線に対して平行でなければならない。しかし、必ずしも一致させる必要はなく、上顎で1〜2mm程度、下顎ではもっと大きな変位も許容される。
   ③ 前歯の垂直被蓋（over bite）を大きくしなければならない場合は水平被蓋（over jet）も大きくする。
      試適時の患者自身の意見も参考とする。

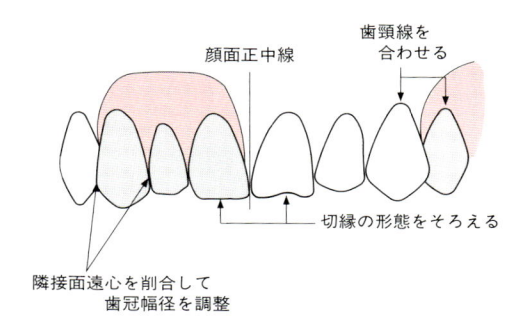

2）臼歯部の排列

(1) 中間欠損症例
   残存歯のガイドを乱さないように排列する。
   前歯部同様に、欠損空隙が残存歯の移動、傾斜によって狭められていることが多い。このため、人工歯の形態を修正したり、大臼歯のかわりに小臼歯を排列して対応する。

(2) 遊離端義歯症例
   中心咬合位、偏心咬合位ともにできるだけ多数歯で接触させ、力の集中を避け、咬合時の義歯の動きを最小にする。
   人工歯の近遠心径は対合歯と一致させる。ただし、遠心部顎堤の傾斜が急な場合は、歯数を減らす工夫も必要である。
   人工歯の頰舌径は天然歯より小さいものを用いる。遊離端義歯症例において、欠損部顎堤や支台歯にかかる機能圧は、人工歯咬合面の総和に影響され、頰舌径を狭めてこの負担を軽減することができる。

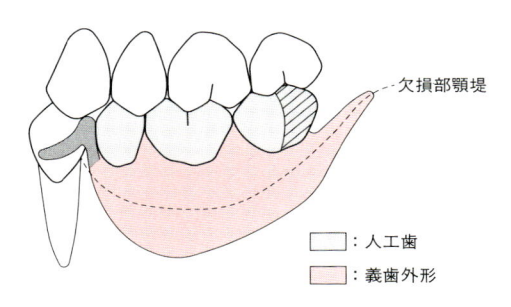

遠心部顎堤の傾斜が急な症例では、最後方人工歯の遠心（斜線部）を削合して、近遠心径を短縮するか、小臼歯人工歯を排列する。

関連問題

Q1 ７〜５|５〜７欠損の部分床義歯の治療計画で誤っているのはどれか。 80回

a ４|４の近心にガイドプレーンを形成する。
b ４|４にＩバークラスプを設定する。
c オルタードキャスト法を用いる。
d 頰舌径の狭い人工歯を用いる。
e 床の面積はできるだけ広くする。

a	×	本症例ではガイドプレーンは遠心に形成すると有効である
b	○	緩圧型の設計をするならＩバークラスプは有効である
c	○	遊離端症例ではオルタードキャスト法を用いて顎堤粘膜の負担圧を均等化できる
d	○	人工歯の頰舌径を減少すると咬合圧の軽減に役立つ
e	○	遊離端症例では床の面積は可及的に広くすべきである

＊解答　a

28 義歯床の床縁形態

製作（7）

　義歯床は粘膜面、筋圧面、床縁に分類される。粘膜面（基底面）は義歯床内面の床下粘膜と接する部分であり、筋圧面は頬、口唇、舌に接する部分である。粘膜面、筋圧面の両者が移行する部分が床縁である。
　床縁は、可動粘膜に接する部分、残存歯に接する部分、床の後縁部、上顎床口蓋前縁部分に分けて考えられる。

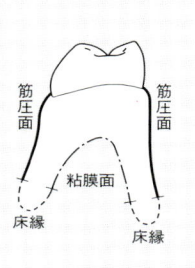

1．可動粘膜に接する部分

1）移行型
　歯牙支持型の床は支台装置の連結および欠損部顎堤を覆う範囲に設計する。支持機能は小さいため、床縁は移行的にする。
　また、義歯の着脱方向により顎堤に大きなアンダーカットがある場合には床縁はサベイラインに一致させ移行的にする。とくに上顎前歯部において注意する。

2）コルベン型
　粘膜支持型の床縁は歯肉頬移行部まで延長し、筋形成により歯肉頬移行部の形態を再現（コルベン状）し、支持力の強化、辺縁封鎖の向上、食物残渣の貯留防止を図る。

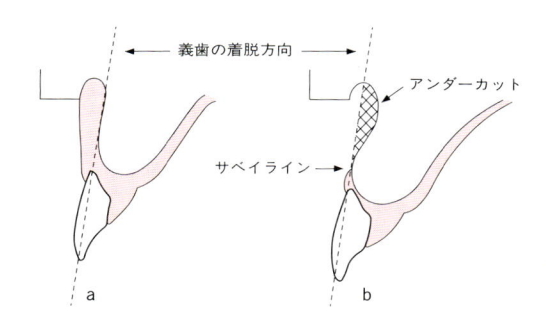

　歯肉頬移行部まで辺縁を延長できる場合は、審美性を考慮してコルベン状にする（a）。しかし、アンダーカットのためサベイライン上に床縁を設定する場合は、移行的にする（b）。

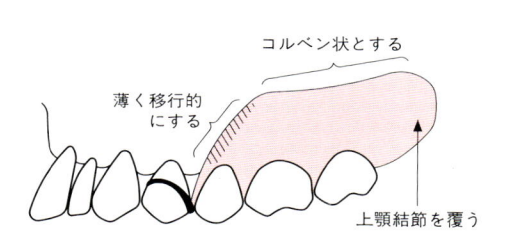

遊離端欠損部の頬側床縁形態

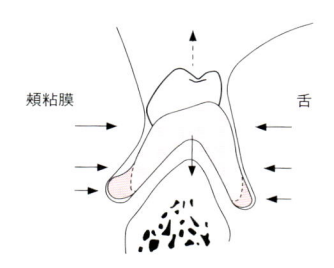

コルベン状（実線）だと義歯の維持、支持、安定が得られるが、移行型（破線）だと得られない。

2. 残存歯に接する部分

義歯は沈下するので、義歯床が接触する歯頸部歯肉付近は最も影響を受けやすい。そのため床縁は歯頸部から3mm以上離すが、レジン床義歯など強度が不足する場合は残存歯のサベイラインまで、前歯は基底結節まで床縁を延長し移行的にする。

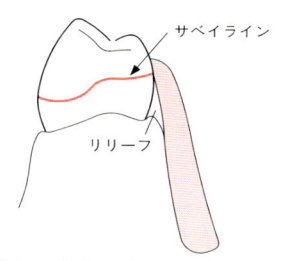

臼歯部残存歯に接する場合はサベイラインをわずかに越える高さまで床縁を延長する。

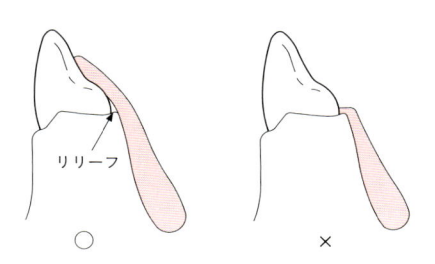

前歯部の場合は基底結節にのせるが、上顎では前歯を前方に押し出す危険性があるのでなるべく避ける。

3. 床の後縁部分

上顎では上顎結節を、下顎では臼後結節を覆い義歯の支持を高める。後縁部分は移行的にする。

4. 上顎床口蓋前縁の部分

口蓋ヒダ（口蓋皺襞）や舌尖が触れる部分なので、異物感のないように薄く移行的にする。

コルベン状 ─── 床辺縁の断面形態を表現する用語。口腔前庭部の床縁は、丸く厚く形成するので、断面は棍棒の外形に似た形となる。辺縁封鎖を確実にし、維持を強化する。化学実験のフラスコに形態が似ていることから名づけられた。

関連問題

Q1 部分床義歯の義歯床形態について誤っているのはどれか。 (61回改)

a 口蓋の床後縁は移行的にする。
b 口蓋の前方を横切る床は移行的にする。
c 遊離端義歯の頰側床縁は移行的にする。
d 上顎遊離端義歯の床は上顎結節を覆う。
e 下顎遊離端義歯の床は臼後三角を覆う。

a	○
b	○
c	× 粘膜支持型の床縁はコルベン状にする
d	○
e	○

＊解答 c

Q2 図の部分床義歯の斜線部で床縁の形態を移行型にするのはどれか。 (84回)

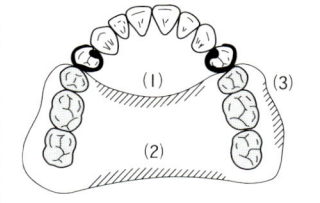

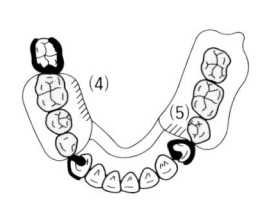

(1)	○
(2)	○
(3)	× 遊離端欠損部はコルベン状にする
(4)	× 中間欠損部だが両側性の義歯のためコルベン状にする
(5)	○

a (1), (2), (3)　b (1), (2), (5)　c (1), (4), (5)
d (2), (3), (4)　e (3), (4), (5)

＊解答 b

29 埋 没　製作（8）

　完成した蠟義歯は、フラスコに埋没し、床用レジンに置き換える。部分床義歯の場合は人工歯、支台装置、連結装置、義歯床と構成要素が複雑であるため、各症例に適した埋没法を選択しなければならない。

1．クラスプ、バーの前処置
　フラスコの埋没法により前処置も異なる。

1）被覆法
　支台装置、連結装置などをフラスコ下部にとるために、一次埋没のときに石膏でアンダーカットのないように支台歯、支台装置、連結装置などを覆う方法。

クラスプの上縁まで残存歯の歯冠を削除する。

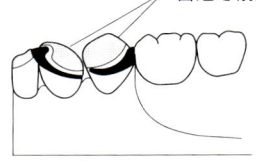

アンダーカットのないようにクラスプ全体を覆う。

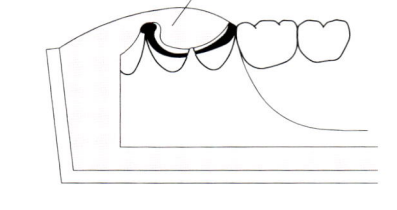

2）切痕法
　支台装置、連結装置などをフラスコ上部にとるために、支台歯にV字型の切痕をあらかじめ入れておく方法。フラスコ埋没完了後、流蠟時にこのV字型の切痕から模型が破折し、支台装置がフラスコ上部に残る。

支台歯の2/3の深さまで切痕を入れる。

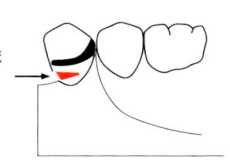

2．フラスコ埋没
　支台装置、人工歯をフラスコの上下どちらにとるかによって次の3種類に分けられる。

1）構成要素をすべて下部にとる方法：正位埋没法、フランス法（被覆法により埋没）
　模型、人工歯、支台装置などすべてを下部にとる方法。
（1）適応症
　　前歯義歯や中間欠損などの小型で単純な構造の義歯。
（2）利　点
　　① 顎堤、人工歯、支台装置などの位置関係の狂いがない。
　　② フラスコの分離、義歯の掘り出しが容易である。
（3）欠　点
　　① 流蠟やレジン分離材の塗布が困難である。
　　② レジンの塡入が困難である。

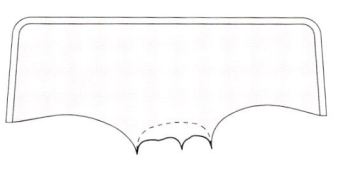

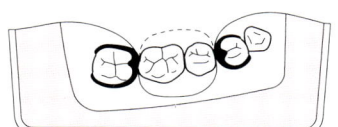

2）構成要素をすべて上部にとる方法：倒位埋没法、アメリカ法（切痕法により埋没）
　人工歯、支台装置を上部にとり、模型のみ下部にとる方法。
　（1）適応症
　　　全部床義歯やレジン床義歯。
　（2）利　点
　　　① 流蠟、分離材の塗布が容易である。
　　　② レジン填入が容易である。
　　　③ 歯冠色レジン、床用レジンの同時填入が可能である。
　（3）欠　点
　　　① 切痕法を用いるためにフラスコの適合が悪いと、顎堤と人工歯、支台装置が浮き上がり、位置関係が狂いやすい。
　　　② 義歯の掘り出しが困難で変形や破損が起こりやすい。

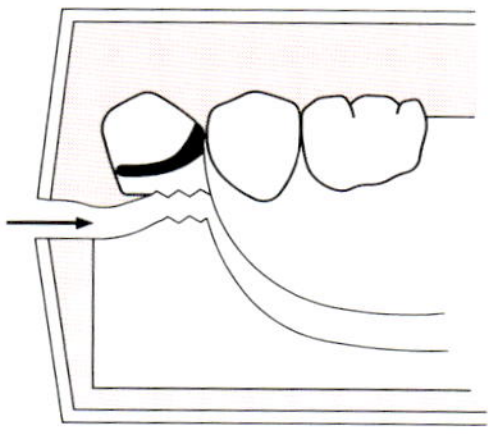

支台歯が破折しクラスプは上部に残る。

3）人工歯を上部に、他を下部にとる方法（被覆法により埋没）
　人工歯を除いたすべての構成要素を模型とともに下部にとる方法。
　（1）適応症
　　　金属床義歯、アタッチメント義歯など、ほとんどの部分床義歯。
　（2）利　点
　　　① 支台装置、連結装置などと顎堤の位置関係の狂いがない。
　（3）欠　点
　　　① 人工歯を上部にとるので、人工歯の部分が高くなりやすい。
　　　② 複雑な設計のものでは、分離材の塗布が困難である。
　　　③ レジン填入が難しく、加圧不足が起こりやすい。

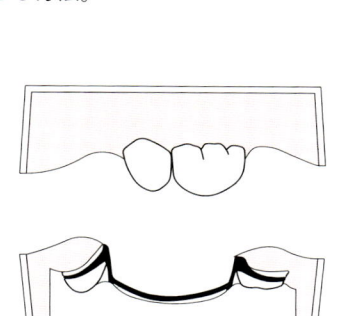

関連問題

Q1 部分床義歯の構成部分をすべてフラスコ上部にとる蠟義歯の埋没法の利点として正しいのはどれか。〔79回〕

（1）ワックス、基礎床などの除去および分離材塗布が容易である。
（2）試圧を繰り返して行えるので、レジン填入が十分に確認できる。
（3）パラタルバーを有する義歯の埋没、重合に適している。
（4）模型粘膜面とクラスプ、人工歯などの位置関係が変化しない。
（5）部分的に歯冠色レジンを填入して、床用レジンと一緒に応用できる。

a (1), (2), (3)　b (1), (2), (5)　c (1), (4), (5)
d (2), (3), (4)　e (3), (4), (5)

（1）○
（2）○
（3）× パラタルバーを上部にとるのは困難である
（4）× 粘膜模型はフラスコ下部にとるので浮き上がりやすい
（5）○

＊解答　b

義歯の口腔内装着

30 咬合診査、咬合調整

　患者の下顎運動に調和した咬合関係を作製することにより、義歯の維持安定は向上する。完成義歯の口腔内装着時および経過観察時には的確な診査に基づいた咬合調整が必ず必要である。

1．咬合診査の方法

1）咬合紙による診査（中心咬合位、偏心位）
　咬合紙を左右両側に咬ませて行う。歯の着色状態や咬合紙の色の抜け具合をみて咬合接触部位、咬合の強さなどを判定する。

2）触診（中心咬合位、偏心位）
　中心咬合位でのタッピング、滑走運動時の残存歯や義歯の振動を触診することにより、咬合の不調和を発見する。

3）咬合音（中心咬合位）
　中心咬合位でのタッピング時の咬合音を聴診し、咬合の不調和を判定する。
　咬合調整が十分に行われている場合は、咬合音波形は一つのピークを有するが、滑走運動を生じたり、左右で接触時期が異なる場合は複数のピークを有する複雑な波形となる。

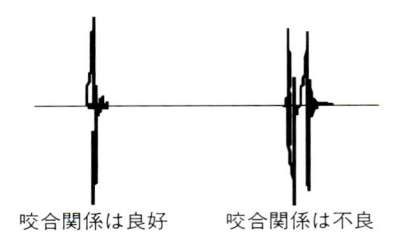

咬合関係は良好　　咬合関係は不良

咬合音波形

2．欠損様式による咬合調整法の違い

　どのような欠損様式であろうと、中心咬合位では残存歯と人工歯が均等の接触状態を保つように調整する。しかし、偏心運動時においては咬合関係により異なる。

1）上下顎の残存歯同士による咬合接触があり、それを優先する場合
　　765│567 欠損、3┼3 欠損など。
（1）残存歯によるガイドを妨げない。
　　人工歯部は対合歯と離開させるか残存歯と同時接触させる。
（2）中心咬合位では、残存歯と義歯が均等に接触するように調整する。
（3）調整部位は、天然歯対人工歯では人工歯を削除し、人工歯対人工歯では偏心位で接触させる場合には全部床義歯に準じた調整方法（BULL、MULDの法則）を行い、離開させる場合にはとくに上下顎のどちらにも限定されない。

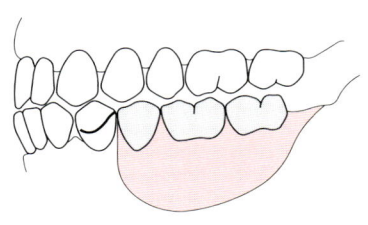

側方運動時には人工歯部を離開させ、義歯に加わる側方圧を軽減する。

側方運動時の咬合接触

2）上下の残存歯同士による咬合接触がない、
　　　　　　あるいは残存歯による咬合接触関係を変更したい場合

　片顎全部床義歯、すれ違い咬合、咬合挙上をした症例など。
（1）残存歯をも含めた形でフルバランスドオクルージョンとなるように調整する。
（2）削除部位は全部床義歯に準じ、BULL の法則、MULD の法則による。

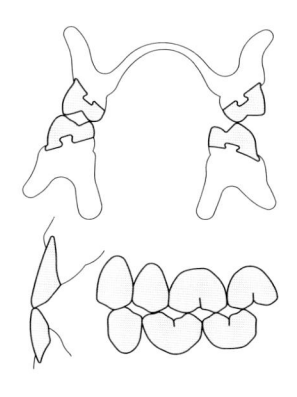

　義歯の安定を確保するためフルバランスドオクルージョンとする。
　残存歯の位置異常が著しく、義歯の削合のみで咬合の調和を図ることが難しい場合には、あらかじめ残存歯の歯冠補綴により、咬合平面を修正することもある。

関連問題

Q1　部分床義歯の咬合について正しいのはどれか。　80回

(1) 残存歯の咬頭嵌合位を参考にして中心咬合位を求める。
(2) レストが咬合の妨げとなる場合には咬頭嵌合位を変化させる。
(3) 人工歯は対合歯と面接触させ広い面積で咬合接触させる。
(4) 義歯の安定を得るため両側性平衡咬合を与える。
(5) 対合関係のない場合には無歯顎の咬合採得に準ずる。

　a (1), (2)　b (1), (5)　c (2), (3)
　d (3), (4)　e (4), (5)

(1) ○　残存歯同士の咬合接触があればそれを参考にする
(2) ×　レストまたは対合歯を削合する
(3) ×　多数の点状接触とする
(4) ×　支台装置により安定が得られるため、必ずしも両側性平衡咬合を与えない
(5) ○　無歯顎と同様に行う

＊解答　b

Q2　部分床義歯の咬合調整を行う際に必要な診査方法で適切なのはどれか。　76, 85回

(1) タッピング時の咬合音を聴診する。
(2) 咬頭嵌合位で左右両側に咬合紙を咬ませる。
(3) 対合している残存歯の咬合状態をみる。
(4) 偏心咬合させて咬筋部を触れる。
(5) 発音障害の有無を検査する。

　a (1), (2), (3)　b (1), (2), (5)　c (1), (4), (5)
　d (2), (3), (4)　e (3), (4), (5)

(1) ○　咬合音により中心咬合位での咬合調整の必要性が判断できる
(2) ○　咬合紙による咬合調整では左右両側に咬合紙を咬ませて行う
(3) ○　対合している残存歯の咬合状態を観察しておき、それを参考に咬合調整を行う
(4) ×　中心咬合位の接触状態をある程度は判定できることもあるが、偏心位での咬合調整の必要性は判定できない
(5) ×　咬合関係の不調和を発音により見いだすことはできない

＊解答　a

術後管理(1)

31 ホームケア

　部分床義歯の経過において、患者自身による術後管理、すなわちホームケアは重要である。残存歯および義歯の汚れが齲蝕や歯周疾患の原因となり、義歯の使用の中断を余儀なくされることがある。
　患者自身による管理は、支台歯を含む残存歯へのケア（口腔清掃）と、義歯に対するケア（義歯の清掃）とに大別される。

1．口腔清掃について

　口腔清掃は部分床義歯装着者においても、健全歯列者に対するプラークコントロールと原則的にはかわりはない。
　しかし、支台歯とその辺縁歯肉は人工物に接するため自浄性が変化し、他の残存歯より不潔になりやすい。
　とくに、欠損部に隣接する支台歯の義歯側隣接面は義歯との間に死腔ができ、食物残渣の停滞などが起こり、齲蝕、歯周疾患の罹患率が高くなる。また、欠損側隣接面のブラッシングは頬舌側面に比較して困難であるため、歯ブラシを横に寝かせて、隣接面を刷掃するなど特別な指導が必要となる。
　歯根アタッチメントなどに対しては、歯ブラシの毛先が歯肉溝に当たるように工夫する。また、従来の歯ブラシのみでなく、さまざまな形の歯ブラシを補助用具として用いる必要も生じる。

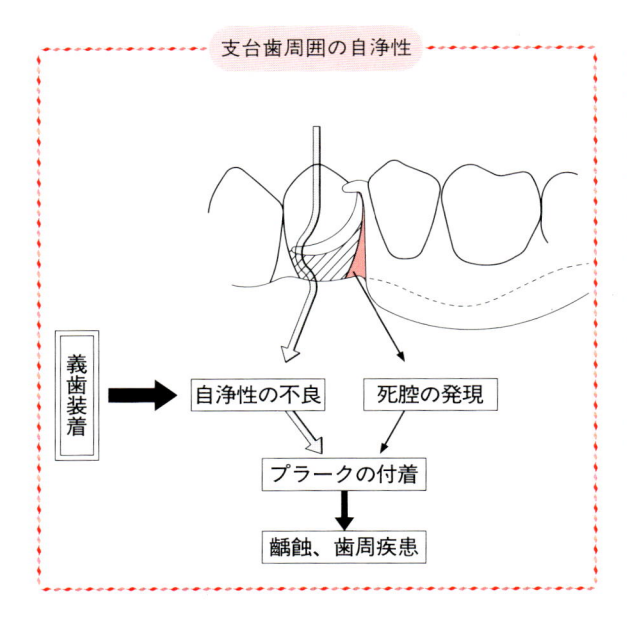

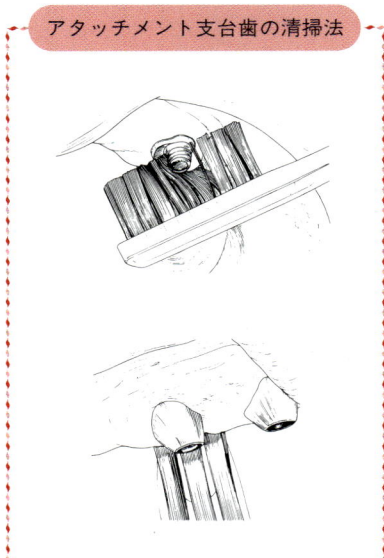

支台歯周囲の自浄性

義歯装着 → 自浄性の不良／死腔の発現 → プラークの付着 → 齲蝕、歯周疾患

アタッチメント支台歯の清掃法

2．義歯の清掃について

義歯の汚れはプラーク（歯垢）、歯石、食物残渣、色素沈着などがあげられる。

1）汚れによる為害作用
① 残存歯の齲蝕誘発
② 粘膜、歯周組織への機械的、化学的刺激
③ 口臭、悪臭の発生
④ 不快感、不快な味
⑤ 義歯性口内炎の原因
⑥ 審美性の阻害

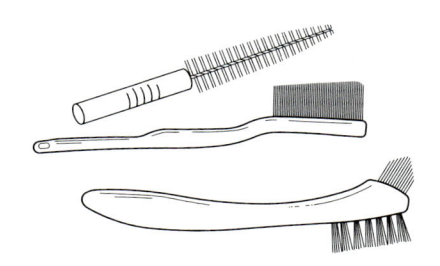

2）義歯の清掃
　これらの清掃法は、新義歯のときから患者自身が毎日行い、習慣づけることが重要であり、そうすることにより、いつまでも義歯を清潔に保つことができる。

(1) 機械的清掃法
　義歯用ブラシを用いて、義歯をこすり洗浄するが、部分床義歯は複雑な構造をしているため、適切な清掃用具の選択が重要である。
　また、支台歯と死腔を介して接するクラスプの内面など、とくに汚れがつきやすい部位をあらかじめ患者自身に理解してもらうことも大切である。

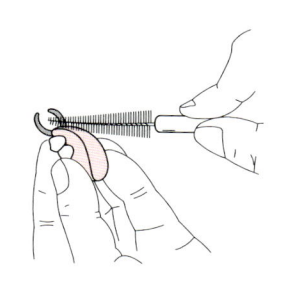

(2) 化学的清掃法
　化学薬品を用いて殺菌、脱臭効果を期待する清掃法である。現在は専用の市販品が販売されている。この方法は、超音波洗浄器と併用すると効果的である。

義歯清掃用ブラシ

クラスプ内面の清掃

関連問題

Q1　部分床義歯装着者に対する指導項目として誤っているのはどれか。　81回

a　義歯の着脱方法
b　義歯の清掃方法
c　残存歯の刷掃方法
d　義歯の調整方法
e　食物の摂取方法

a	○	部分床義歯は患者可撤性であるので、着脱方法は患者自身に指導する
b	○	ホームケアとして、患者自身による義歯の清掃が重要である
c	○	残存歯、とくに支台歯には特別な刷掃方法が有効となる
d	×	義歯の調整は術者が行い、患者に指導することではない
e	○	義歯装着者は食事に際して特別な注意を要する

＊解答　d

術後管理（2）
32 経過観察、義歯による不快事項

欠損補綴治療は義歯装着が出発点であり、そのあとの経過の良否によって真の評価がくだされる。義歯装着に伴い種々の問題が発生するが、術前における術後の予測（予後）に対して経過を観察し、それが実際どうなったかを比較、考察することが重要である。

1．褥瘡性潰瘍

圧迫や摩擦などの機械的刺激のため、組織の循環障害によって生じる炎症を伴う有痛性の潰瘍。

皮膚面に生じる褥瘡性潰瘍としては、いわゆる寝たきり老人に生じる床ずれがその代表である。

口腔内に生じる褥瘡性潰瘍は、齲歯の鋭利な辺縁、不適合な補綴物、義歯床縁などが原因となって生じる。潰瘍の形が刺激物と一致することから、診断は一般的に容易である。

とくに、義歯により生じる褥瘡性潰瘍は、床縁の過長部分だけではなく、義歯の粘膜面への当たりからも生じる。

1）義歯装着直後に生じる場合の原因
　① 床縁の過長による当たり
　② 着脱時の擦過
　③ 小帯部の圧迫
　④ 被圧変位量の小さい骨隆起部、上顎結節部のリリーフ不足
　⑤ 顎堤のアンダーカット部に床縁を延ばしたときのブロックアウト不足
　⑥ 不十分な咬合調整（咬合が高い、咬合のバランスが悪い）

2）長期経過後に生じる場合の原因
　① 顎堤の吸収により不適合となった義歯が回転し、リンガルバーの下縁などに当たりが生じる。
　② 顎堤の吸収により義歯が沈下し、相対的に床縁が過長となる。

3）適合試験

義歯の当たりによる潰瘍に相当する義歯粘膜面の部位を特定することは比較的簡単で、ヨード・デンプン反応を応用したり、皮膚鉛筆を用いて義歯床内面に転写する定性的診査法がある。しかし、現在では市販のシリコーン性の適合試験材を用いて、定量的に義歯全体の適合を評価することができ、これにより、部分的な加圧部位の特定も容易である。

(1) 判　定：適合試験材の被膜厚さによって、適合性を判定する。
　① 左右側または近遠心側で被膜厚さの偏りがある場合 ➡ 咬合の不均衡
　② 頬舌側で被膜厚さに偏りがある場合
　　　　　　　➡ 義歯の頬舌的回転、咬合接触および間接支台装置の機能が不十分
　③ 局所的に床が露出する場合 ➡ 印象の狂い、重合変形、リリーフ不足、床縁の過長

2．咬　傷

咀嚼時に頬粘膜や舌を咬み込み咬傷をつくることがある。

1）義歯装着直後に生じる場合
　① 人工歯の咬合が対向歯（天然歯または人工歯）に対して水平的被蓋が不足している。
　② 人工歯の排列位置が不良（頬側または舌側に偏っている）。
　③ 咬合高径が低く設定されている。

義歯装着直後に褥瘡性潰瘍が生じやすい部位

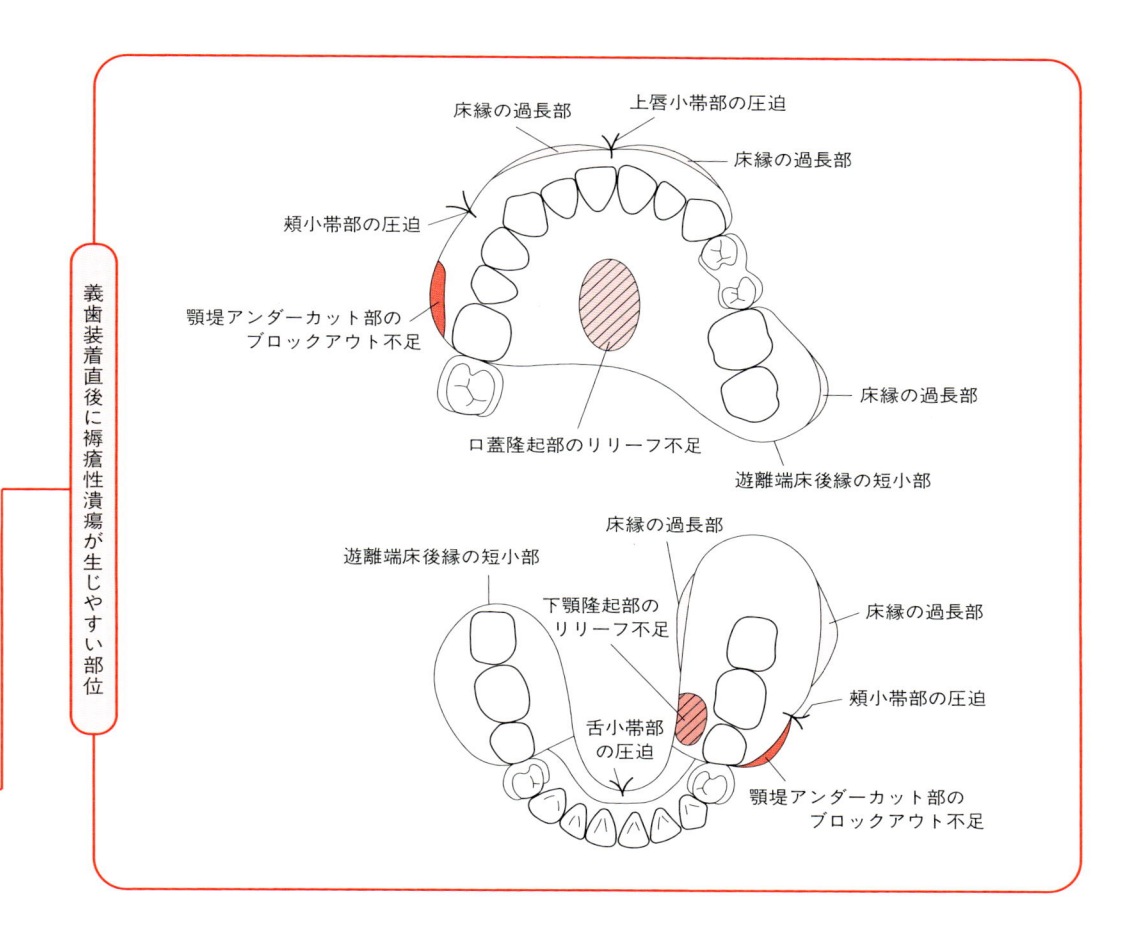

- 床縁の過長部
- 上唇小帯部の圧迫
- 床縁の過長部
- 頰小帯部の圧迫
- 顎堤アンダーカット部のブロックアウト不足
- 口蓋隆起部のリリーフ不足
- 床縁の過長部
- 遊離端床後縁の短小部
- 遊離端床後縁の短小部
- 床縁の過長部
- 下顎隆起部のリリーフ不足
- 床縁の過長部
- 頰小帯部の圧迫
- 舌小帯部の圧迫
- 顎堤アンダーカット部のブロックアウト不足

④ 咬合平面が舌背より低く設定されている。
⑤ 義歯の使用に慣れていない。
⑥ 欠損の放置期間が長く、筋緊張が低下している。

2）**長期経過後に生じる場合**
① 人工歯の咬耗によって相対的に水平的被蓋や咬合高径が減少している。
② 下顎位が変化して相対的に人工歯の排列位置が不良となっている。

3）**処　置**
① 水平的被蓋の不足に対しては、当該人工歯の咬合面と頰側面または舌側面との稜角を丸めて被蓋をつくる。
② 咬耗に対しては、人工歯咬合面の再構成を行い、適切な咬合高径を回復する。

関連問題

Q1 下顎の遊離端義歯装着後、後方臼歯舌側部に疼痛があった。原因と考えられるのがどれか。 62回

(1) 内斜線（顎舌骨筋線）の過度の圧迫
(2) 義歯の頰舌的な回転が大きいとき
(3) 咬合が高いための局所圧
(4) 当該部の義歯床が大き過ぎたとき

(1) ○ 被圧変位量の小さい部位
(2) ○
(3) ○
(4) ○ 床縁の過長は疼痛を起こす

a (1), (3), (4)のみ　b (1), (2)のみ　c (2), (3)のみ
d (4)のみ　　　　　 e (1)〜(4)のすべて

＊解答　e

33 定期診査

術後管理（3）

部分床義歯装着後の経過において生体および義歯に変化が起こる。この結果、義歯の不適合を生じ、顎口腔系への異常を引き起こす。

1．術後に生じる変化
1) 生体側の変化
  ① 咬合の変化
  ② 残存歯の変化
  ③ 顎堤の変化
2) 義歯側の変化
  ① 義歯床の変形、破損
  ② 支台装置の変形、破損
  ③ 人工歯の磨耗

2．不適合義歯の使用により生じる変化
① 支台歯の動揺
② 顎粘膜の疼痛や潰瘍形成
③ 咀嚼機能の低下
④ 顎堤の局所的吸収
⑤ 義歯の動揺や破損
⑥ 咀嚼筋や顎関節の異常

長期に良好な機能を持続させるためには、変化の早期発見と早期対応が不可欠である。このため、義歯装着後の定期診査は部分床義歯の診療において重要な要素となる。

1．咬合状態の変化

人工歯の咬耗は残存歯の接触関係まで変化させ、咬合高径の低下を引き起こす。定期診査時に所見が認められたら、人工歯咬合面の再構成を行い、適切な咬合関係を回復する。

2．残存歯の変化

1) 支台歯の齲蝕
支台歯の齲蝕罹患率は他の残存歯より高く、好発部位は欠損側隣接面、次いで咬合面である。残存歯のプラークコントロールに加えて義歯の清掃状態も関与する。

2) 残存歯の齲蝕
支台歯以外の残存歯も、義歯の構成要素が接する部位で齲蝕の発生が多い。最小被覆を原則とした、自浄性を阻害しない義歯設計が重要である。

3) 支台歯の動揺
支台歯は義歯に加わる機能力を積極的に負担するように設計される。このため義歯装着後の経過において、咬合の不均衡や義歯の適合性の不良によって負担過重となり、歯周組織の機能構造が破壊されやすい。

4) 歯周炎
義歯の構成要素が残存歯辺縁歯肉を被覆したり、死腔が存在すると炎症を生じやすい。
このため義歯の設計において、次のことに注意する。
(1) 構成要素は辺縁歯肉から上顎で5 mm以上、下顎で3 mm以上離して辺縁歯肉を被覆しないようにする。
(2) 被覆するときは支持を確実にして歯肉縁はリリーフする。
(3) 支台歯にはガイドプレーンを形成して死腔を減少するようにする。

3. 顎堤の変化

1) 吸収
義歯装着後も顎堤は生理的に吸収し、義歯の適合を不良にする。

2) 病的変化
不適合な義歯の使用が長期に及ぶと、慢性的な機械的刺激によって義歯性線維腫、フラビーガム、局所的な骨吸収を引き起こす。

3) 粘膜の疼痛
不適合な義歯は、顎堤粘膜に炎症を伴う発赤、潰瘍、疼痛を生じる。

4) レジンアレルギー
補綴物に用いた歯科材料が原因となって、口腔内にアレルギー性接触皮膚炎を生じることがある。レジン、金属などが抗原となる。

5) 灼熱感、乾燥感
神経孔の圧迫、義歯性口内炎、内分泌系の不均衡、全身的疾患などが原因となる。

4. 義歯の変形、破損、不適合

義歯の変形、破損によって義歯の使用を中断することが多い。顎堤吸収による不適合、咬耗による咬合の不均衡、支台装置の変形、設計の不良が原因となる。

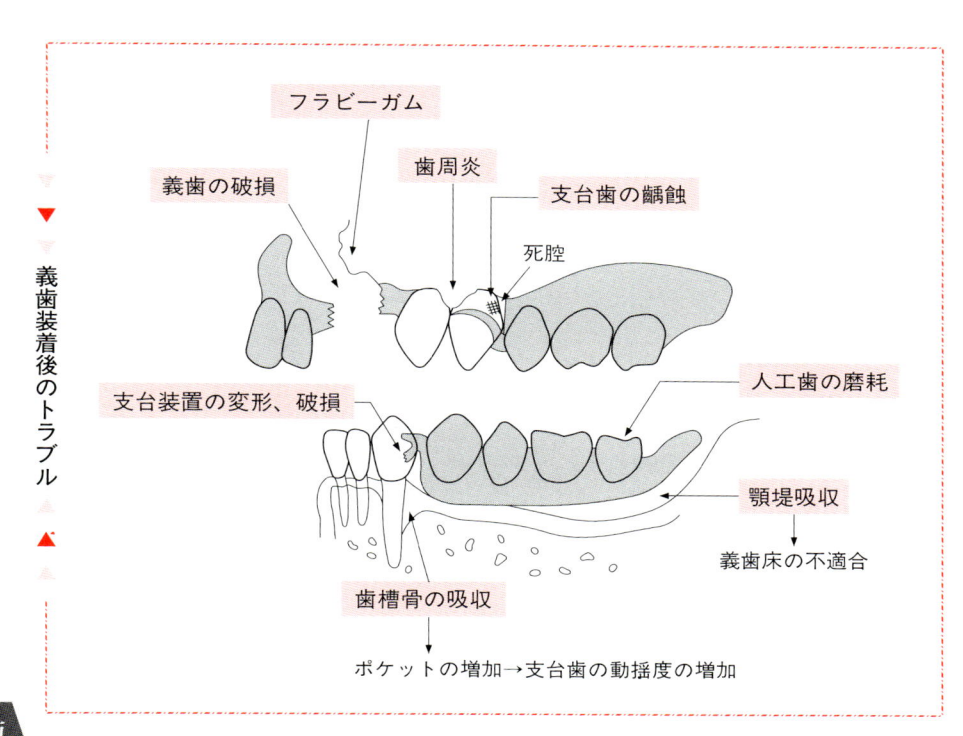

義歯装着後のトラブル

図中ラベル: フラビーガム／義歯の破損／歯周炎／支台歯の齲蝕／死腔／支台装置の変形、破損／人工歯の磨耗／顎堤吸収／義歯床の不適合／歯槽骨の吸収／ポケットの増加→支台歯の動揺度の増加

関連問題

Q1 部分床義歯装着後、6か月の間隔で定期診査を行っている。診査項目のうち重要なのはどれか。 （79回）

(1) 残存歯のエックス線診査
(2) 支台歯の動揺度診査
(3) 歯口清掃状態の診査
(4) 義歯床の適合性検査
(5) タッピングの咬合音検査

a (1), (2), (3)　b (1), (2), (5)　c (1), (4), (5)
d (2), (3), (4)　e (3), (4), (5)

(1)	×	必ずしも必要ではない。異常所見の認められた場合、適宜撮影を要する
(2)	○	義歯装着後に支台歯の動揺度が増加しているようであれば経過不良である。定期的に診査を要する
(3)	○	清掃不良による支台歯の齲蝕は、義歯の使用を中断せざるを得なくなるため、定期的に診査を行い口腔清掃を徹底する
(4)	○	適合の不良により、支台歯、顎堤ともに負担が増加する。早期の改善が必要である
(5)	×	義歯装着直後の咬合調整には必要であるが、定期診査時には必ずしも必要ではない

＊解答　d

術後管理（4）

34 義歯の変形、破損

部分床義歯は構造、形態が複雑であるため破損が起こりやすい。

1．破損の原因

① 診断、設計の誤り
② 材料の強度不足
③ 製作時のミス
④ 義歯の取り扱いの誤り
⑤ 顎骨の吸収による不適合

2．部位別にみた破損の原因

1）**義歯床**：最も多い破損部位である。
　① 顎堤の吸収
　② 鉤脚や補強線の位置不良
　③ 床の厚さ不足
　④ レジン床内部の気泡
　⑤ 人工歯の排列位置や咬合調整の不良

2）**支台装置**：鉤腕やレストの破折が多い。
　① レスト部の間隙不足
　② 金属疲労
　③ 形態不良
　④ 適合不良
　⑤ 鋳造欠陥

3）**人工歯**：脱落と破損が起こる。
　① 陶歯
　　衝撃強度が弱く、床用レジンと化学的結合が得られないため破折や脱落が起こる。
　② レジン歯
　　磨耗が起こる。

4）**連結装置**：頻度は低い。
　① 金属疲労
　② 厚さ、形態不良
　③ 鋳造欠陥

義歯の変形、破損

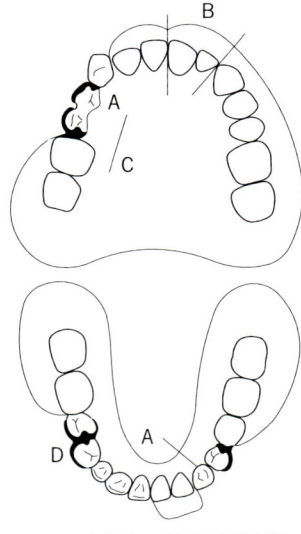

レジン床義歯の破損好発部位
A：支台歯周囲の破折
　（レジンアップ部やコーピングに接する義歯床）
B：人工歯間の接触部
C：不適切な補強線の埋入
D：対合歯と接触するレスト、鉤肩

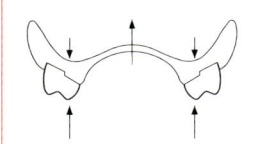

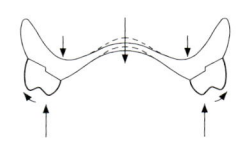

咬合力の方向が歯槽頂上にあると床のひずみも小さいが、人工歯が頬側に排列されると床は拡大され、義歯が破折しやすくなる。

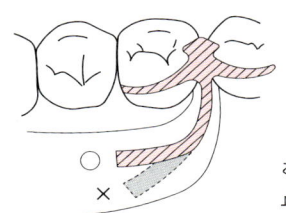

床の中心部に脚をおいて床の破折を防止する。

3．部位別にみた修理法

1）義歯床

修理法は破折線の除去と常温重合レジンによる接着である。

補強線として、クラスプ線のように細くてたわみの大きなものを用いるとかえって破折を誘発するため、リンガルバー用線くらいの太くてたわみの小さなものを用い、歯槽頂部に埋入する。

2）支台装置

新しい支台装置と交換する。

金属床義歯のクラスプの場合は鑞着が必要となる。

3）人工歯

レジン歯は咬合面に常温重合レジンを築盛し修理する。

陶歯、硬質レジン歯、前歯部は新しい人工歯と交換する。

4．部分床義歯の修理とリライニングとリベースの方法

	修　理	リライニング	リベース
直接法 Chair side で行う	簡単なもの ・床のヒビ、破折 ・1～2歯の追加	○ ・常温重合レジンを使用 ・精度がよい ・物性は劣る	×
間接法 印象採得して 　　　技工室で行う	複雑なもの ・クラスプの修理 ・補強線の埋入 ・多数歯の追加 ⇓ 印象採得してあらかじめ技工室で製作しておき、Chair side で義歯につける方法もある（直接間接法）	○ ・加熱重合レジンが使用可 ・物性はよいが精度に劣る リライニング、リベース時の印象には、咬合圧印象または動的印象が用いられる	○

関連問題

Q1　義歯床破折の原因とならないのはどれか。2つ選べ。　(72回 形式改編)

a　鉤脚の位置
b　人工歯の位置
c　レジン床内の気泡
d　クラスプの形態
e　レジン歯の選択

a	○	鉤脚の位置が不適当だと義歯床破損の原因となる
b	○	人工歯の排列位置が頬側に寄り過ぎると応力が集中する方向に働き、破損の原因となる
c	○	床の強度が低下し、さらに気泡の部位に応力が集中し破折の原因となる
d	×	クラスプの形態は破折とは関係ない
e	×	化学的接着をするレジン歯が原因になるとは考えにくい

＊解答　d, e

35 リライニング

術後管理（5）

　義歯の装着により欠損部顎堤には機能力が加わる。これにより顎堤は徐々に吸収し、義歯は不適合となる。義歯の不適合をそのまま放置すると顎堤の吸収がさらに促進され、義歯床の動揺が大きくなり、支台歯に不利な力が働く。そのため定期的に義歯の再適合を図る必要がある。この操作がリライニングとリベースである。

1. リライニング

　義歯床粘膜面にのみ新たにレジンを添加し再適合を図る。リライニング用レジンを義歯床粘膜面に盛り上げ、口腔内で咬合させて義歯床の適合を図る直接法と、粘膜面の印象採得後、技工室にて完成する間接法がある。

2. リベース

　人工歯のみを残し、義歯床全体を新たに置き換える。間接法にて行う。

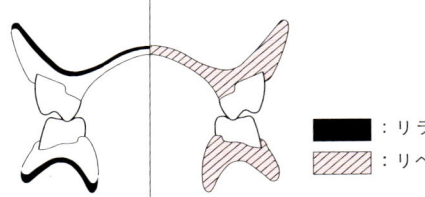

■：リライニングにより置換されるレジン
▨：リベースにより置換されるレジン

3. リライニング、リベースの時期

① 義歯の動揺の増大
② 維持力の低下
③ 食塊の床下への迷入
④ 義歯の破折（不適合により破折が生じやすくなる）
⑤ 支台歯の動揺の増大

　以上のいずれかを認めた場合には、ホワイトシリコーンなどの適合診査材を用いた適合試験、または手指による動揺の触診を行う。
　その結果、不適合を認めた場合に適合性の改善を図る。

4. リライニング、リベースの禁忌症

① 人工歯に著しい咬耗を認めるもの
② 義歯床縁の大幅な延長が必要なもの
③ 咬合関係の狂いが著しいもの
④ 支台装置や連結装置の破折、変形を生じているもの

　以上の場合、適合性の向上のみでは十分な機能の改善が図れなかったり、また新たに義歯を製作したほうが術者、患者の負担が小さい事がある。

5．術　式

(1) 前処理
  ① 咬合調整
     咬合圧により粘膜面の印象を行うため適正な咬合関係を付与する必要がある。
  ② 床縁および粘膜面の調整
     適合試験を行い、床縁の過長部や粘膜面の大きな不適合をあらかじめ調整する。
  ③ 粘膜調整
     リライニングは装着している義歯を用いて粘膜面の印象を行うことであり、適正な咬合関係の付与、ならびに粘膜を正常な状態にしておくことが必要となる。そのため粘膜調整を前処置として行う。
(2) リライニング用レジンまたは印象材を粘膜面に盛り、口腔内に挿入。
(3) 中心咬合位をとらせる。
(4) 機能運動を行わせる。
(5) 直接法ではレジンが完全硬化する前に一旦撤去し、アンダーカット部をトリミングした後、口腔内で完全硬化させる。
(6) 間接法では印象材が完全に硬化した後、口腔外に撤去し、余剰な印象材をトリミングして埋没、重合を行う。この際、床の変形を防止するため低温長時間重合が望ましい。
(7) 形態修正、研磨

6．直接法と間接法の比較

1）直接法の利点
(1) 石膏注入などの特別な技工操作を必要としないので義歯を預かる必要がなく、短時間で終了する。
(2) 口腔内で直接行うため、咬合圧による加圧が可能となる。そのため咬合関係の誤りが少ない。また加熱を行わないので重合変形が少ない。

2）直接法の欠点
(1) レジンによる不快感や刺激がある。
(2) 義歯床縁の延長が行いにくい。
    間接法では義歯床縁をコンパウンドにより修正後、印象を行うことができる。直接法ではレジンによりあらかじめ延長しておく必要がある。
(3) 操作時間が短い。
    レジンが硬化するまでの間に、筋形成ならびにアンダーカット部のトリミングを行う必要がある。多隙性の欠損ではトリミングの部分が多くなり、時間的に応用しにくい。

関連問題

Q1 部分床義歯の長期使用による支台歯の動揺を起こした症例に対して適切な補綴的処置はどれか。　81回

(1) 支台歯の咬合調整
(2) リライニング
(3) レストの除去
(4) クラスプの調整
(5) 人工歯の選択削合

　a (1), (2)　　b (1), (5)　　c (2), (3)
　d (3), (4)　　e (4), (5)

(1) ○ 早期接触や咬合干渉を除去する
(2) ○ 義歯床の不適合を改善する
(3) × 支持力を除く必要はない
(4) × 維持力を調整するのは不適切
(5) × 人工歯は咬耗しており選択削合は必要ない

＊解答　a

付 録

付録1：Applegate (1954) の8つの法則

1) 分類の決定は前処置の終了後に行う。
2) 第三大臼歯を補綴しない場合はこれを分類に含めない。
3) 第三大臼歯を支台歯として用いる場合はこれを分類に含める。
4) 第二大臼歯が欠損しており、これを補綴しないときは分類に含めない。
5) 最後方の欠損部が分類を決定する。
6) 付随的に欠損部があればそれを類とよび欠損部の数を示す。
7) 類は欠損部の数を示すだけである。
8) Ⅳ級には類がない。

付録2：義歯の動き

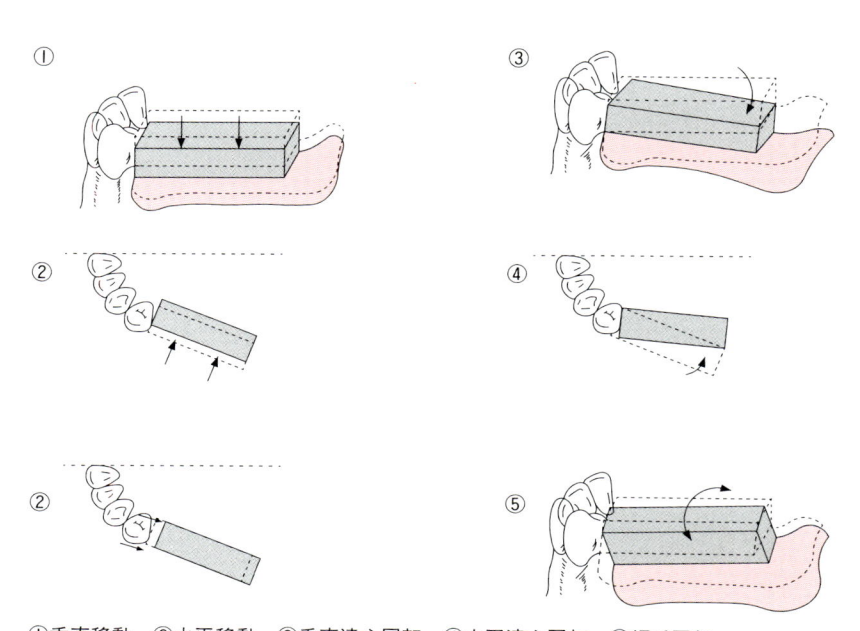

①垂直移動、②水平移動、③垂直遠心回転、④水平遠心回転、⑤頰舌回転

(Tabet G. 図改変)

付録3

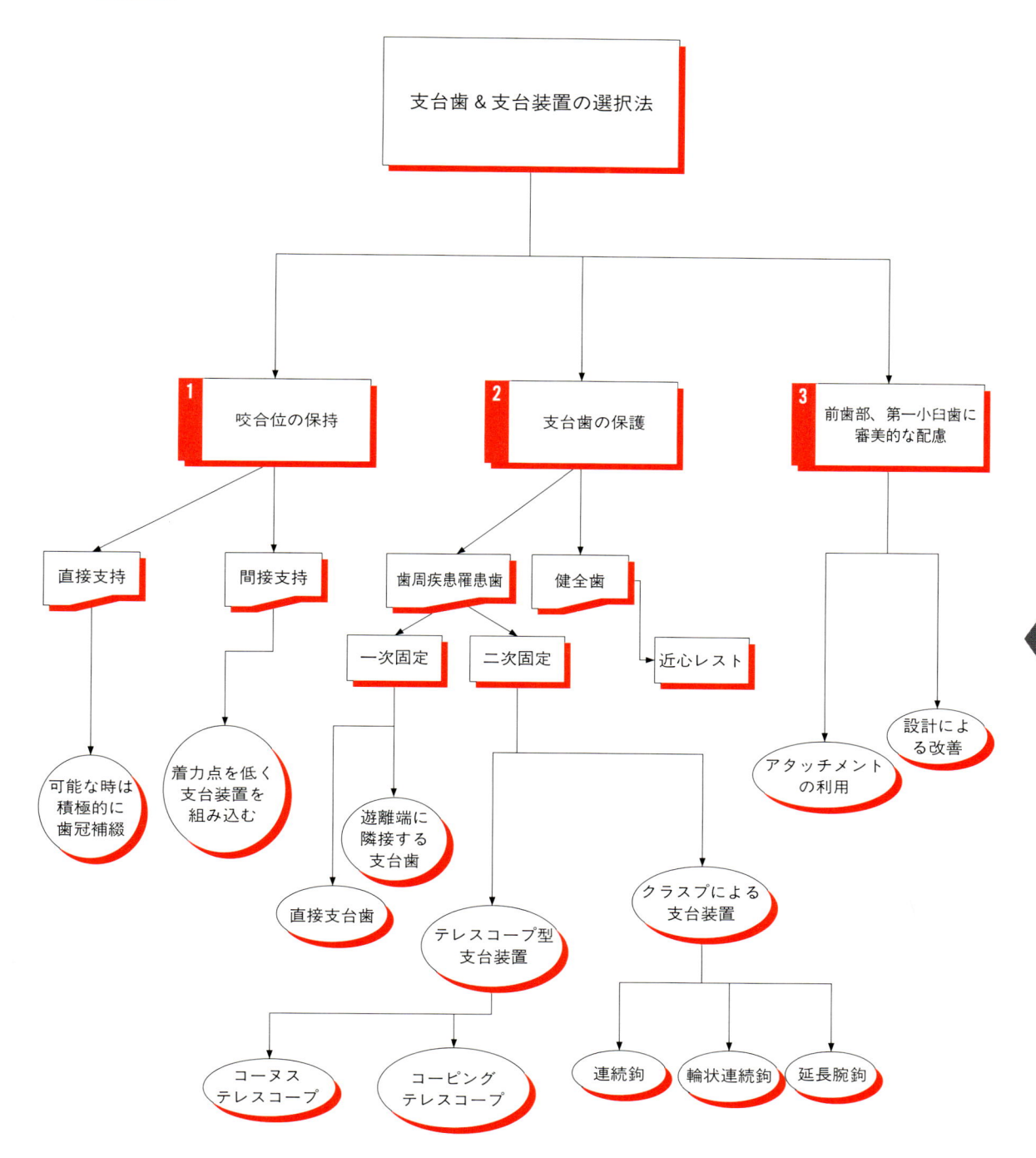

支台歯＆支台装置の選択法

1 咬合位の保持

- 直接支持
  - 可能な時は積極的に歯冠補綴
- 間接支持
  - 着力点を低く支台装置を組み込む

2 支台歯の保護

- 歯周疾患罹患歯
  - 一次固定
    - 遊離端に隣接する支台歯
    - 直接支台歯
  - 二次固定
    - テレスコープ型支台装置
      - コーヌステレスコープ
      - コーピングテレスコープ
    - クラスプによる支台装置
      - 連続鉤
      - 輪状連続鉤
      - 延長腕鉤
- 健全歯
  - 近心レスト

3 前歯部、第一小臼歯に審美的な配慮

- アタッチメントの利用
- 設計による改善

付録4：印象材の種類

		不可逆性印象材（化学反応により硬化するもの）	可逆性印象材（温度変化により硬化するもの）
弾性印象材	ゴム質印象材	ポリサルファイドゴム	
		縮合型シリコーンゴム	
		付加型シリコーンゴム	
		ポリエーテルゴム	
	ハイドロコロイド印象材	アルジネート印象材	寒天印象材
非弾性印象材		酸化亜鉛ユージノール	モデリングコンパウンド
		石膏印象材	印象用ワックス

付録5：金属床用合金の物理的性質

	金合金（TypeⅣ）	Co-Cr合金	純チタン（3種）
比　重	16.9	8.4	4.5
硬　さ(HV)	260	360	220
弾性率(GPa)	100	200	126
伸　び(%)	7	3	11
引張強度(MPa)	800	720	640

付録6：Eichner の分類

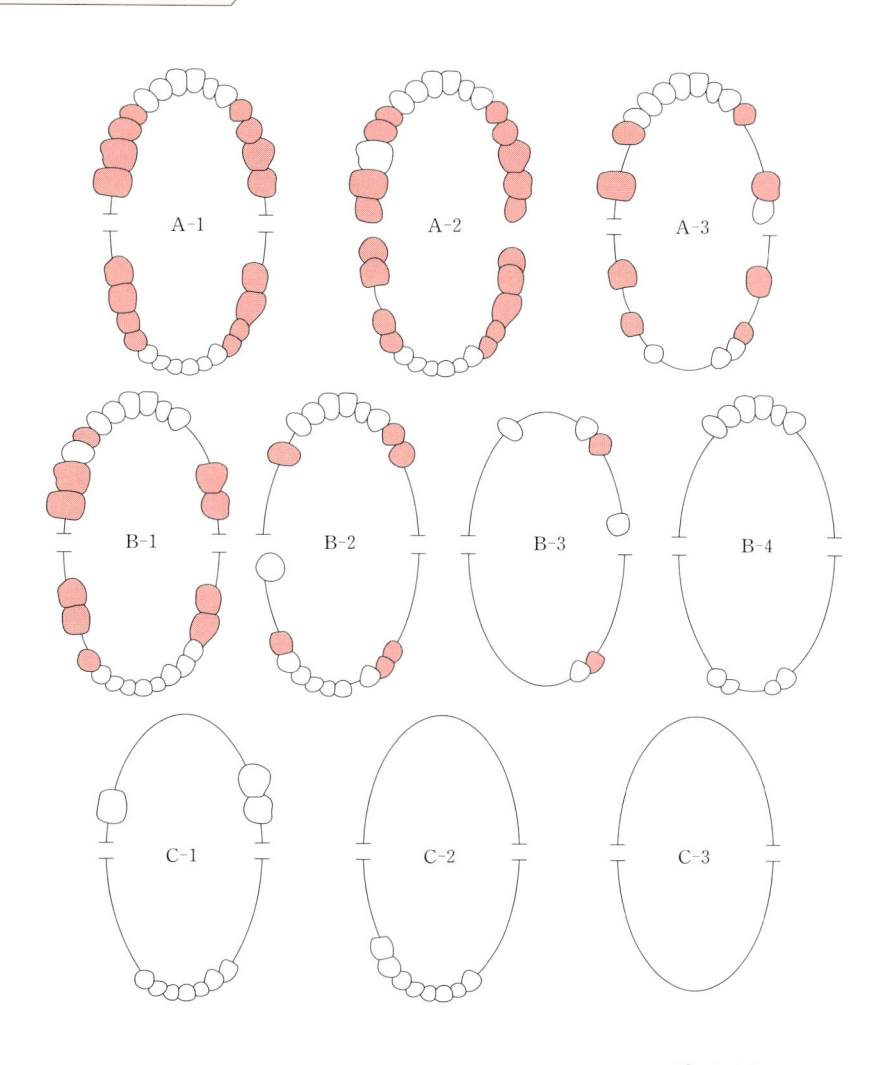

(● 咬合位の保持)

A：4支持域すべてに対合接触があるもの
   A-1：上下の全歯がそろっているもの
   A-2：片顎に限局的な欠損があるもの
   A-3：上下顎に欠損はあるが、4支持域での対合接触があるもの
B：4支持域全部には対合接触がないもの
   B-1：3つの支持域に対合接触があるもの
   B-2：2つの支持域に対合接触があるもの
   B-3：1つの支持域に対合接触があるもの
   B-4：支持域以外（前歯部）に対合接触があるもの
C：対合接触がまったくないもの
   C-1：上下顎に残存歯があるが対合接触のないもの
   C-2：片顎は無歯顎で対顎に残存歯があるもの
   C-3：上下無歯顎

〈検印廃止〉

セレクト部分床義歯　縮刷版

1996年 8月 18日　第1版第1刷発行	
2000年 1月 30日　第1版第2刷発行	
2001年 9月 1日　第2版第1刷発行	
2003年 12月 1日　第2版第2刷発行	
2006年 2月 10日　第2版第3刷発行	編　　者　歯科医師国家試験対策研究会
2008年 6月 10日　第2版第4刷発行	
2012年 2月 10日　第2版第5刷発行	発 行 者　木　村　勝　子
2019年 4月 10日　第2版第6刷発行	印刷・製本　壮光舎印刷株式会社

発　行　所

株式会社　学建書院

〒113-0033　東京都文京区本郷 2-13-13（本郷七番館 1F）
電話（03）3816-3888　FAX（03）3814-6679
http://www.gakkenshoin.co.jp

Ⓒ 1996.　　　　本書の無断複写は，著作権法上での例外を除き，禁じられています．

ISBN 978-4-7624-1215-8